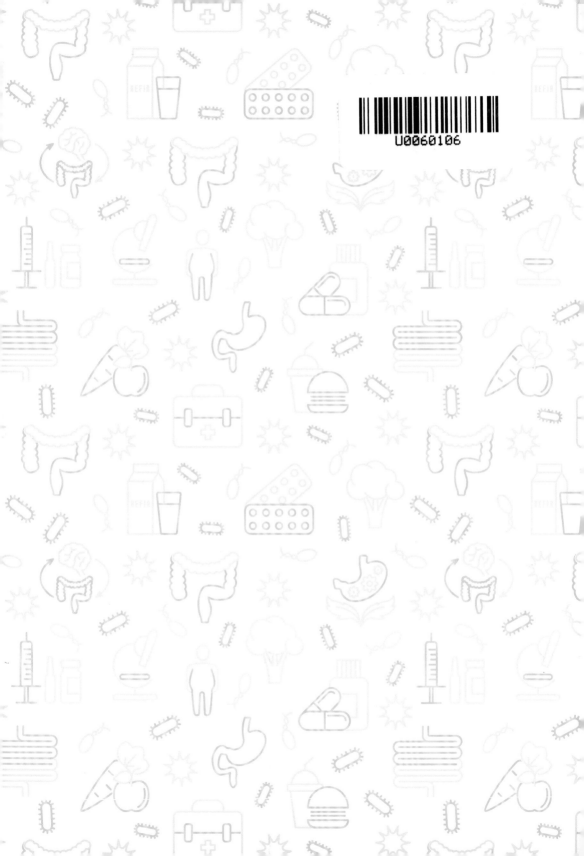

U0060106

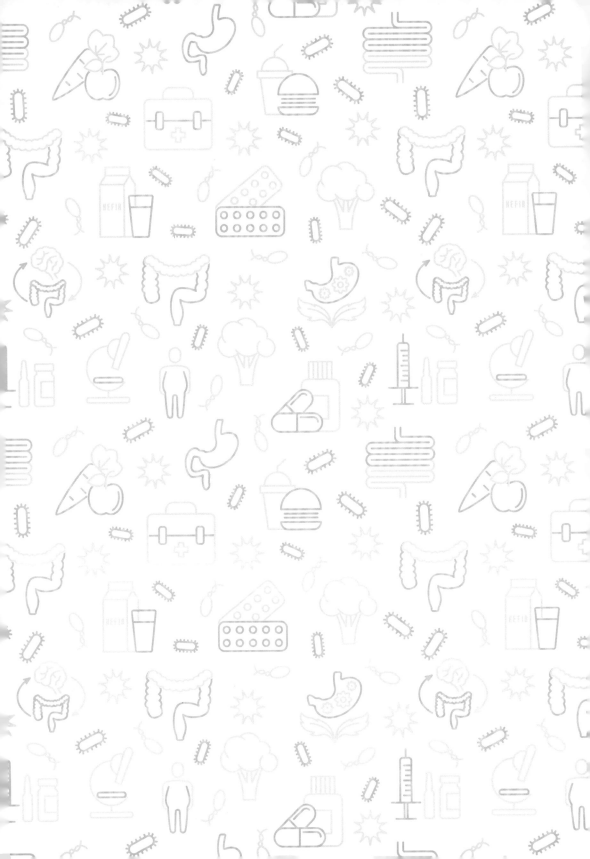

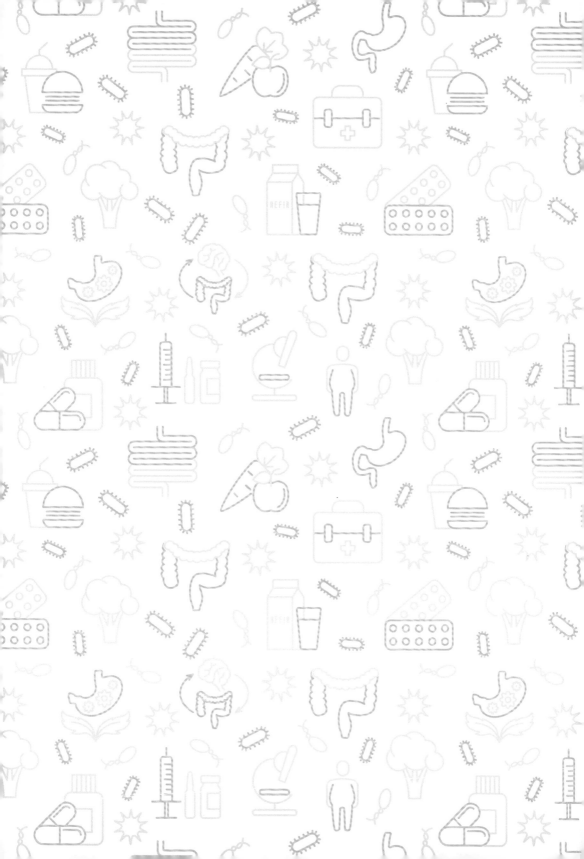

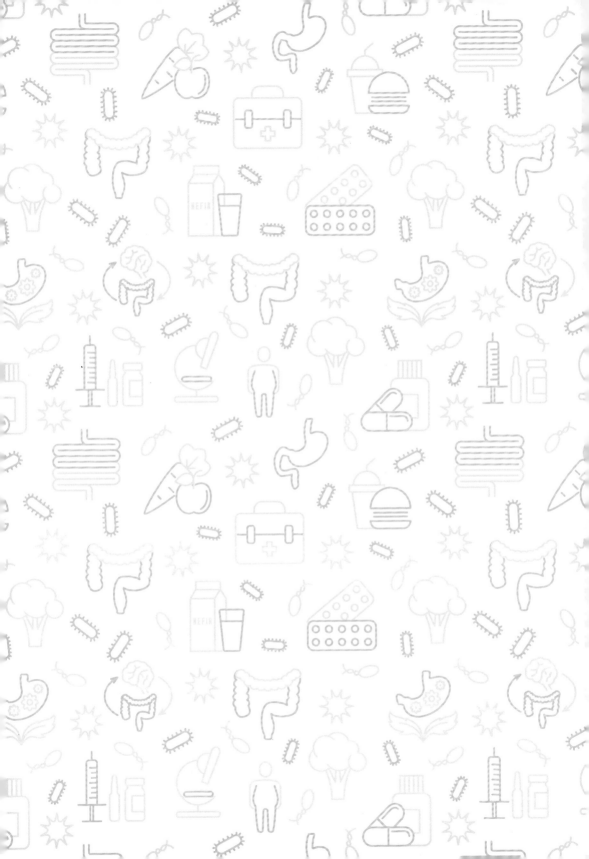

SAY NO TO

大腸癌

一次破解腸癌迷思，讀懂預防與治療方法，
擁抱無癌快活人生！

林肇堂 著

消化系醫學會榮譽理事長
台大醫學院名譽教授
義大醫院副院長
義大醫療決策委員會副主任委員

目　錄 / CONTENTS ✚✚✚✚✚

SAY NO TO 大腸癌
SAY NO TO COLORECTAL CANCER

✚✚✚

提升大腸癌健康識能，專家與你分享

　　大腸癌發生人數連續多年盤踞10大癌症之首，根據國民健康署癌症登記資料統計，每天約有40人以上罹患大腸癌，每年約一萬五千人罹患大腸癌，還好的是標準化死亡率已連續下降中。事實上，大腸癌不難預防，也並非絕症，根據美國癌症研究協會指出，大腸癌是最可預防的癌症類型之一，將近50％的大腸癌死亡率或發生率下降，可以歸功於篩檢，而30％歸功於良好的生活習慣，如調整飲食習慣、運動與體重控制來預防，透過定期大腸癌篩檢，早期癌的治癒率和5年存活率都可超過八成五。

　　已有充分實證證明糞便潛血檢查可以有效預防大腸癌，經由篩檢早期發現癌前病變（大腸瘜肉），並經切除後可以降低死亡率。有鑑於大腸癌多發生在50歲以後，國民健康署提供50～74歲的民眾每兩年1次免費「定量免疫法」糞便潛血檢查，可惜的是雖然有很好的篩檢工具，而國家亦提供免費篩檢，但糞便潛血檢查篩檢的使用率一直都停留在四成左右，還有很大的進步空間。

探討原因，除了政府部門持續努力推廣大腸癌篩檢外，民眾主動參與自身健康的照顧更是一重要因素，近年國民健康署推動的全民健康識能行動計畫，希望民眾可取得符合健康識能的教材，了解及評估後進而協助改變個人的健康行為，有關大腸癌篩檢及後續追蹤，國民健康署發展了各類的衛教宣導傳單、大腸癌篩檢的共同醫療決策（ Shared decision making SDM ）工具，後續還會設計相關的協助民眾參與決定的問題提問單（ Question prompt list QPL ）。

　　本書作者群集合了國內相關領域的專家，而內容正好對大腸癌發展作了完整的整理，從公共衛生的預防、篩檢及治療，到最新的各種臨床治療方式，以深入淺出的文筆，讓民眾對影響國人第一位的大腸癌有更全面性的了解，正好補足現有各類分散的資訊；書中亦針對民眾最常關心的問題一一說明，對提升國人對大腸癌的健康識能有很大的幫助，第一線的醫護團隊，亦可以運用書中整理的資訊作為與民眾互動溝通的參考。期待在大家共同努力下，讓臺灣大腸癌的預防、篩檢及照護提升更進一步的層次。

預防是健康的基礎

在醫療科技十分進步的今天，不少疾病透過治療，均可藥到病除，所以國民整體的平均壽命不斷屢創新高！但是欣喜之餘，仍有隱憂，特別是癌症仍被不少人視為不治之症，以致於民眾聞癌色變，尤其是每年公佈的十大死因，癌症更是毫無懸念繼續蟬聯榜首，坐實了大家心理對癌症的恐懼！

在國人的十大癌症中，肝癌和肺癌一向被很多專家及民眾視為理所當然的國病，然而被忽略的大腸癌的發生率雖無博人眼球的報導，卻已無聲無息高居臺灣十大癌症的榜首多年，說是新國病並非危言聳聽。因為隨著經濟的發展，飲食的西化、生活習慣的改變，都朝著有利大腸癌增加的方向發展。不幸中的大幸是大腸癌的治療尚稱有效，五年的存活率雖差強人意，仍優於肝癌及肺癌，所以發生率雖高，死亡率只屈居第三。

唐代孫思邈將疾病分為「未病」、「欲病」、「已病」三個層次，在「千金要方論診候第四」曰：「古人善為醫者，上醫醫未病之病、中醫醫欲病之病、下醫醫已病之病。」換成現在預防醫學的說法，未病之病靠注重養生的初期預防；欲病之病講

究的是早期發現早期治療的次期預防；而已病之病則是目前民眾的就醫形式。

以大腸癌而言，目前對危險因子及發生的研究已漸趨清楚，了解並避免就可以減少大腸癌的發生。而從息肉進展到大腸癌需要相當的時間，因此提供早期發現早期治療的機會。不論是目前政府提供免費的糞便潛血反應檢查，或是直接接受全大腸鏡檢查，均能有效減少大腸癌的發生率及死亡率。

臺灣雖然有傲視全球的全民健保，不過基本上本質為疾病保險，並沒有疾病預防的概念，也導致民眾忽略預防勝於治療的重要性。想要對大腸癌的發生、診斷、治療及預防有進一步了解的民眾，可以參考這本相當淺題易懂、資料完整的書。到醫院就診看病只能恢復健康，但要讓自己更健康，遠離大腸癌，就需要有充分的知識，這本書絕對可以滿足想要更健康、做預防的民眾所有需求。

早期診斷可治癒

享譽國際的消化道癌症大師林肇堂教授，邀集臺灣頂尖專家學者共同編寫的《 SAY NO TO 大腸癌 》，閱後倍感受益匪淺。這本編輯精美，內容深入淺出，鉅細靡遺的大作，非常適合全民閱讀。在這個人人聞大腸癌色變的時代，本書更是來得即時。

在短短的三十年間，國人大腸癌的發生率增加一倍以上，且遍及各種年齡層，甚至包括四十歲以下的族群。專家都在深究其原因，民眾則是尋求自保之道，關於大腸癌本書都有非常易於理解的說明。早期診斷在大腸癌有相當高的治癒率。臺灣衛生主管機構早在 2004 年，就推動糞便篩檢，以提高早期診斷率。大腸鏡的檢查，近年來改以全身麻醉為主，令民眾的恐懼大為下降，這也使篩檢的目標更立竿見影。

針對大腸癌的治療，有大幅進步。不管是外科手術的技術，放射治療的輔助治療及全身性化療，都不斷推陳出新。最近十幾年來，標靶治療與免疫治療日新月異，末期癌症的中位存活率已從6個月進步到30個月，存活的病人也可享有比以前更好的生活品質。

　　這本書提供大腸癌所有面向的知識，用詞淺顯明白，讀者可各取所需，實是不可多得的力作。在此再次向所有參與的專家學者及工作人員致上最高的敬意。

醫師簡介

醫師簡介 Introduction of Doctors

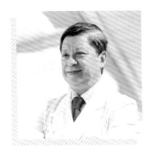

姓　　名	林肇堂
教　　職	台灣大學名譽教授、輔大兼任講座教授、中國醫藥大學講座教授
服務單位	義大醫院副院長、醫療決策委員會副主任委員
專科專長	臨床醫學、腸胃學、內視鏡學、分子生物學、流行病學

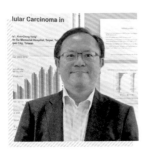

姓　　名	林裕民
教　　職	輔仁大學醫學系助理教授
服務單位	新光吳火獅紀念醫院胃腸肝膽科主治醫師
專科專長	腸腫瘤之內視鏡診斷與治療、流行病學、大腸癌篩檢

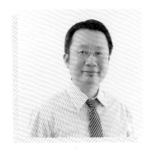

姓　　名	黃世貝
服務單位	台大醫學院兼任助理教授
專科專長	腸胃科、消化系內視鏡、消化系腫瘤

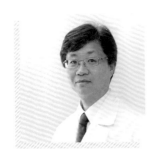

姓　　名	邱瀚模
教　　職	台大醫學院臨床教授
服務單位	台大醫院健康管理中心主任
專科專長	大腸腫瘤之內視鏡診斷與治療、流行病學、大腸癌篩檢

15

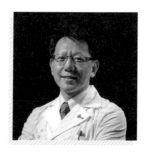

姓　　名	張立群
教　　職	台大醫學院內科臨床助理教授
服務單位	台大醫院胃腸肝胆科
專科專長	下消化道疾病、大腸直腸腫瘤診斷與治療、治療性內視鏡

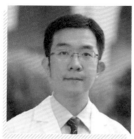

姓　　名	張安迪
服務單位	中國醫藥大學附設醫院消化系主治醫師
專科專長	早期胃腸道癌症的內視鏡診斷及治療如內視鏡止血術、大腸息肉切除術、內視鏡黏膜下腫瘤剝離術等

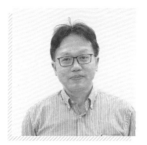

姓　　名	龔家騏
服務單位	輔大醫院麻醉科主任
專科專長	各式手術麻醉、急慢性疼痛治療、脊椎術後疼痛、三叉神經痛、頭痛、自律神經失調

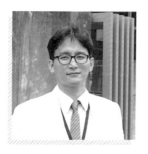

姓　　名	周莒光
教　　職	敏惠醫護管理專科學校講師
服務單位	嘉義基督教醫院胃腸肝膽科
專科專長	胃腸肝膽科、內視鏡檢查與治療

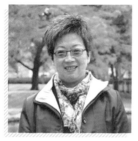

姓　　名	駱菲莉
服務單位	輔仁大學民生學院營養科學系副教授兼系主任
專科專長	微量營養素營養、生命期營養、營養評估

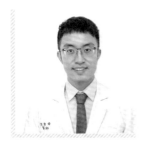

姓　　名	梁凱舜
服務單位	輔大醫院腸胃肝膽科
專科專長	肝膽腸胃疾病，逆流性食道炎及胃幽門桿菌感染、慢性Ｂ及Ｃ型肝炎之診斷追蹤與治療、治療性內視鏡如逆行性膽胰管攝影及治療、胃及大腸息肉切除術、內視鏡止血術等

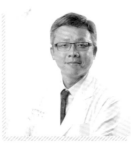

姓　　名	柯道維
教　　職	中國醫藥大學中醫學院部定助理教授
服務單位	中國醫藥大學附設醫院外科部大腸直腸外科主任
專科專長	大腸直腸腫瘤微創手術、大腸直腸癌治療、鎮靜無痛大腸內視鏡診斷與治療、肛門疾病診斷與治療

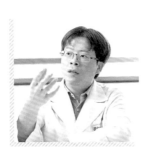

姓　　名	沈明宏
服務單位	輔大醫院大腸直腸外科
專科專長	低位直腸癌肛門保留手術、大腸直腸癌微創手術、肛門疾病、大腸直腸及肛門功能性疾病

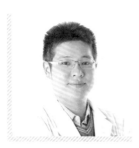

姓　　名	王裕仁
教　　職	輔大醫學系講師
服務單位	輔大醫院放射腫瘤科
專科專長	癌症放射線治療、身體立體定位放射治療、癌症安寧緩和治療

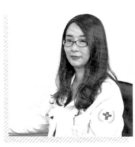

姓　　名	羅若玲
服務單位	輔大醫院腫瘤科主任
專科專長	消化道腫瘤（食道癌、胃癌、腸癌、肝膽胰癌）、乳癌、各種固態癌症診治以及治療規劃、癌症藥物治療（含化學治療、標靶治療、免疫治療等）

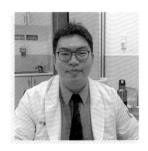

姓　　名	曾亮瑋
服務單位	輔大醫院腸胃肝膽科
專科專長	逆流性食道炎、消化道潰瘍、慢性B及C型肝炎及肝腫瘤診斷追蹤、治療性內視鏡如膽胰鏡取石

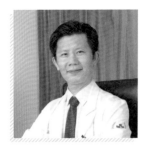

姓　　名	張吉仰
服務單位	輔大醫院副院長、輔大醫學院教授、輔大醫院胃腸肝膽科
專科專長	消化醫學、消化內視鏡、大腸癌篩檢

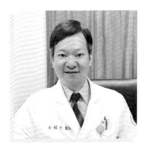

姓　　名	李輔仁
服務單位	輔大醫院胃腸肝膽科主任
專科專長	消化道疾病、慢性肝炎診斷與治療、消化道癌症診斷與治療、治療性內視鏡

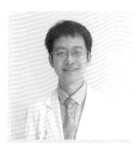

姓　　名	何汶璁
服務單位	輔大醫院腸胃肝膽科
專科專長	逆流性食道炎及胃幽門桿菌感染、慢性B及C型肝炎之診斷追蹤與治療、腹部超音波及內視鏡超音波、治療性內視鏡

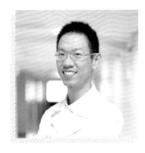

姓　　名	謝秉欣
服務單位	奇美醫院胃腸肝膽科
專科專長	影像強化內視鏡、早期胃腸道癌症的內視鏡治療、膽胰疾病的內視鏡診斷及治療

part. **1**

large intestine

認識大腸

大腸在哪裡？
大腸常見毛病、大腸息肉、大腸急躁症

認識大腸

林肇堂 醫師

消化系醫學會榮譽理事長
台大醫學院名譽教授
義大醫院副院長

　　大腸到底在哪裏？大家都很熟悉大腸麵線，可口美味之外，大概沒有多少人確實知道我們的大腸在自己身體內的部位。我們的消化道依結構由上而下可簡單分為：食道、胃、小腸及大腸。（下圖）大腸位在最末端的部分，起自右下腹腔，是大腸中的盲腸部，其中有一退化的結構稱為闌尾，與盲腸相連。過了盲腸後是升結腸，為橫行橫結腸部，下轉進入降結腸部，降結腸再轉入一段彎曲的部分，稱為乙狀結腸，進入骨盆腔下接直腸，是人體消化道的最後一段，可以經肛門與體外相通。

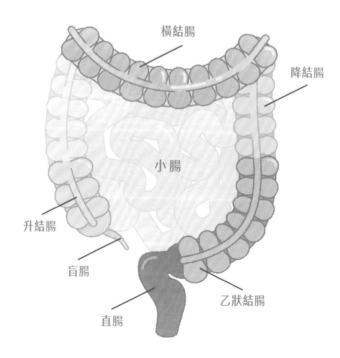

橫結腸

降結腸

小腸

升結腸

盲腸

乙狀結腸

直腸

大腸常見毛病

大腸息肉

　　大腸息肉是指任何發生在大腸黏膜的突起物。大腸息肉的種類很多，最常見的息肉主要有兩種：一種就是不會有惡性變化的息肉，其中以增生性息肉最常見。另一種是腺瘤性息肉（又簡稱為腺瘤），有可能隨著時間而逐漸轉為大腸癌，因此腺瘤被認為是大腸直腸癌之癌前病變。

　　大部分的大腸息肉不會有症狀，少數息肉會以糞便潛血或大量出血表現，並造成貧血。由於腺瘤在很小時難以預測是否將會轉變為惡性病灶，因此目前建議發現腺瘤性息肉即予以切除。大腸鏡是檢查大腸息肉最好的方式，檢查中若發現息肉，更可以進一步做息肉切除術。美國過去在80年代開始進行的大規模研究發現，切除腺瘤性息肉可以降低未來罹患大腸癌的機率，甚至降低因大腸癌所導致的死亡率。在接受息肉切除術後，切記要回至門診聽取醫師解釋病理化驗結果。

關於息肉與大腸癌的關係將於後面章節細談。

大腸急躁症

　　大腸急躁症是胃腸功能障礙的一種，也是最常見的胃腸疾病。表現出來的症狀如下：早晨一起床或剛用過早餐不久

即感覺下腹疼痛，必須向廁所報到，而排便後症狀立即消失無蹤，回復正常；別人每天都可以規則的看到自己的糞便，可是自己常常盼不到，往往三四天才來一次，有時候一整個禮拜不見排便也是常有的事；這些場景是不少人的親身遭遇，也就是「大腸急躁症」。大腸急躁症的成因很多，包括不當的生活方式和飲食習慣。常見的飲食因素包括乳製品、蘇打飲料、辛辣冰冷刺激食物、暴飲暴食習慣。另外，過多的精神壓力、熬夜、睡眠不足等，均會加重症狀發作。大腸直腸癌可能與大腸急躁症存在相同的症狀，要診斷大腸急躁症，除了靠大腸鏡來排除大腸內有長了腫瘤之外，還得利用其他各式各樣不同的檢查來幫忙。大腸急躁症並不會轉為大腸癌，但是可能會有長期反覆性的症狀。如果在中年以後才出現症狀：血便、體重下降、貧血等就可能是大腸癌的警訊。要盡快就醫檢查，以免耽誤了治療大腸癌的黃金時間。

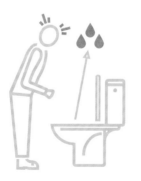
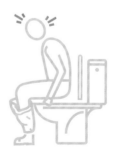

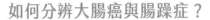

醫 師 我 想 問！

Q

A

如何分辨大腸癌與腸躁症？

腸胃是很情緒化的器官，異常的情緒或壓力會讓腸道機能失衡，腸躁症全名為大腸急躁症（Irritable bowel syndrome, IBS），就是因為環境、腸胃健康或精神狀態…等原因，導致腸道功能異常，臨床的表現非常多元，如：蠕動力過強或過弱、腸胃太敏感，甚至神經系統出問題，雖然沒有生命危險，但反覆的發作長期下來還是會嚴重影響到生活品質。一般而言，腸躁症可分成3型：A. 腹瀉型 B. 便祕型 C. 混和型（便秘及腹瀉交替發生），無論是哪一型的排便異常不論腹瀉或便秘也相同可能出現在大腸癌的患者身上，以至於兩個成因完全不同的腸胃道疾病在臨床上有時候非常難以區分，幾個判斷重點就在於有沒有血便、是否有夜間腹瀉的症狀、體重減輕以及大腸癌的風險評估，腸躁症一般不會有血便的情形，所以民眾可以觀察是否有解出暗紅色的血便，必要時甚至到醫院做糞便潛血的檢查，另外腹瀉型的腸躁症，常常便意說來就來，但只要排出後，症狀通常就會好一點，而且經常發生在早晨而非夜間，如果腹瀉多半發生在夜間，且常常會有解不出來的悶痛感，甚至伴隨著血便，則比較不像是單純腸躁症型的腹瀉，腸躁症也不大會以體重減輕來表現，最後就是大腸癌的風險評估，如大於50歲、家族有大腸癌病史及過去有大腸息肉病史等就是大腸癌的高風險族群，若有以上情況還是建議要趕緊至醫院做進一步的檢查。

第一章　認識大腸

● 大腸憩室及憩室炎

　　大腸憩室的形成多半是因為大腸壁上缺少肌肉層的部分而突出於腸壁外造成的盲囊。形成憩室的原因是食物中缺少纖維或是患者有結締組織病變的問題，憩室無發炎時通常並不會產生症狀。有時憩室內會有發炎的現象，這就是憩室炎。憩室發炎時會延伸到大腸壁上形成膿瘍，甚至可能有破裂穿孔的危險。憩室炎的表現包括腹痛、噁心、嘔吐及發燒等症狀。由於腹痛情形類似闌尾炎，而多在左下腹，也有人以「左側闌尾炎」來稱呼這樣的情況。不過，當這憩室炎出現在右側大腸時，通常是發生在年輕人，臨床上與闌尾炎就不易區分。憩室炎以抗生素治療為主，必要時才會採手術處理。

醫 師 我 想 問 ！

Q 大腸憩室症將來會不會變成癌症呢？

A 目前普遍還是認為與低纖飲食及缺乏運動導致長期便祕有關，另外，年齡、基因遺傳、生活西化、大腸蠕動異常及腸內微生菌等等也可能是造成大腸憩室的原因。依照統計，大腸憩室症西方盛行率較東方人高，在東方人盛行率約為 15 到 25%，隨年紀增加，超過 60 歲以上的患者甚至可能會超過 5 成。超過 8 成的大腸憩室症患者，終其一生都沒有特別症狀，其餘的人可能偶有腹痛，只有 5 到 10% 的人可能會有併發症的產生，如出血、阻塞、

發展成憩室炎、甚至產生膿瘍等。所以，大腸憩室與大腸癌是完全不同的大腸疾病，大腸憩室也不會變成大腸癌。

痔瘡

痔瘡也是相當普遍的問題。俗語說十男九痔，可見一般。當然這在女性也相當常見，並不只是男性而已。

一般而言，痔瘡可依其位置來區分，以離肛門口約 1.5 公分環狀的鋸齒線為分界，依此而分為內痔或外痔。兩者成因略異，大多並無症狀。會有明顯症狀的多半是外痔，包括靜脈炎、疼痛、出血等。通常內痔是不會有疼痛的症狀。內痔有時也會突出肛門外，但多可復位。痔瘡出血是血便常見的原因之一。

醫師我想問！

Q 痔瘡會不會變成癌症？

A

痔瘡會出血，癌症也會出血，所以常常會有錯誤的迷思認為痔瘡會導致大腸直腸癌，事實上痔瘡和癌症是兩個不同的疾病，痔瘡主要是跟長期的不良習慣有關，直腸肛門部位血管叢及結締組織結構鬆弛膨脹的所致，一般為良性疾病；而癌症則是因為細胞分化不成熟過度增生導致，所以基本上痔瘡是不會變成癌症的。

綜觀大腸直腸癌

近年來，我們時常在媒體會聽到許多名人罹患大腸直腸癌而告別人生舞台，為什麼最近有這麼多人不幸得到大腸直腸癌？

依國民健康署癌症登記統計顯示，台灣大腸直腸癌的發生呈逐年上升趨勢，2006年以後，大腸直腸癌發生人數首次超越肝癌，成為我國癌症發生人數最多的癌症；依衛福部死因統計資料顯示，台灣大腸直腸癌死亡率居所有癌症死因的第三名，僅次於肺癌及肝癌。

癌症的形成，與許多因素有關，如：遺傳、基因突變、環境因素等。有大腸直腸癌家族病史是大腸直腸癌的警訊，特別是家族裡有人罹患大腸直腸癌時，家屬罹患大腸直腸癌的風險自然增加許多。飲食習慣也與癌症的發生相關。加工肉品（如：熱狗、火腿、香腸、鹹牛肉、肉乾、肉類罐頭、經調味等其他肉製品）及紅肉（如：牛肉、豬肉、羊肉、馬肉等。）都是大腸直腸癌之致癌物。

家族裡連續幾代都有人罹患大腸直腸癌時，稱為遺傳性大腸直腸癌。

醫學研究發現大腸直腸癌約有5%到10%是由特定的致癌基因引起的，而且這種基因變異往往可以從父母遺傳給下一代引起大腸直腸癌。

近年來已經可以用大腸直腸癌基因檢測在罹癌風險的評估、癌症的診斷與分期及治療方式與藥物的選擇。大腸直腸癌患者的家屬、或家族中有多種癌症病史的家屬，可以到醫院腸胃科或健檢單位接受這種「多位點癌症風險基因檢測」，若綜合判斷自己屬於大腸直腸癌高風險群，應該考慮定期接受大腸鏡篩檢，以早期發現病灶。隨著基因檢測技術的快速進步及大數據的累積，相信未來可以使用抽血（液態切片）檢測基因的方式作為大腸直腸癌早期偵測、診斷分期、選擇藥物的運用，將來就有機會成為醫師的幫手、病患的福音。

台灣對大腸直腸癌的防治，已有不錯的基礎。國民健康署於2004年起，推動大腸直腸癌篩檢計劃，針對50至75歲的一般風險民眾，每兩年一次，進行糞便潛血檢查，此計劃推行至今，許多大腸直腸癌可在早期被診斷而得到有效的治療，大腸直腸癌的死亡率也有顯著下降。民眾篩檢之成效顯著，確實值得推廣。

早期的大腸直腸癌常常無明顯症狀，不痛、糞便外觀沒有異常，因此不易察覺。但是隨著癌症進行，會陸續出現以下的症狀。包括：血便、便秘、腹瀉、或交替出現、糞便型態改變，變得細小。排便後，經過沒多久又想解便，常有解不乾淨的感覺。腹脹、腹痛、貧血、不明原因體重下降。

若要從完全無症狀的人群當中篩檢找出大腸直腸癌，要先使用免疫法糞便潛血檢查作為篩檢工具。當免疫法糞便檢查呈

現陽性時，必須進一步接受大腸鏡確診，台灣國民健康署之資料顯示，在糞便潛血陽性的個案中，每二十位僅有一位大腸直腸癌，更可喜的是透過這樣糞便潛血篩檢而發現的大腸直腸癌中約有一半是零期的原位癌或是第一期的大腸直腸癌，淋巴沒有轉移，治療方式主要是以內視鏡切除或手術切除為主，不必接受進一步的化學治療或放射治療。目前診斷大腸直腸癌的工具是以大腸鏡檢查為主，但在大腸鏡檢查過程中常會發生疼痛，此時可選擇「無痛大腸鏡」。是一種在腸胃專科及麻醉專科醫師完整的照護下，使用「靜脈式全身麻醉」以降低檢查時疼痛最有效的方法。

在大腸鏡檢查前，必須要將在大腸裡面的糞便清乾淨，如果大腸內部清得不夠乾淨，糞便會遮住大腸黏膜，檢查醫師也才有辦法完整看到大腸黏膜。

醫院通常建議檢查前2到3天自行服用低渣飲食，以減少糞便的總量以及其中的渣塊。然而準備低渣飲食很麻煩，很多受檢者索性不吃或者亂吃，因而影響到檢查。我國已經研發出一套符合國人飲食口味的低渣飲食餐包，可以有效幫助民眾成功完成大腸鏡檢查。

大腸直腸癌的治療方式有許多種，包含內視鏡治療、外科手術、化學治療、放射治療、標靶藥物治療、免疫療法等。該選擇接受何種治療方式則和診斷時的疾病分期與病人身體狀況等息息相關。

內視鏡治療提供病患恢復更快、較無不適的治療選擇。常見治療手段包含息肉切除術、內視鏡黏膜切除術（EMR）、內視鏡黏膜下剝離術（ESD）等。嚴重分化不良的大腸腺瘤或是大腸的原位癌可以考慮使用內視鏡切除，期望它可達到完整切除。

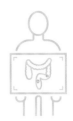

術前診斷

　　約有八成的大腸直腸癌侷限在大腸壁或鄰近的淋巴組織，而手術治療是可能將疾病治癒的手段之一。手術前需評估病情是否複雜、之前是否動過手術等來選擇腹腔鏡手術或傳統開腹手術。腹腔鏡應用在大腸直腸癌手術上，其存活率並不亞於傳統剖腹手術，腹腔鏡大腸直腸癌手術已逐漸成為主流手術。

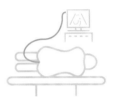

內視鏡治療

　　目前化學治療已有多種藥物可供選擇，並逐漸延長病患平均壽命。局部侵犯性的直腸癌可考慮進行手術前化學治療，或化學治療合併放射治療。有淋巴轉移的第三期大腸直腸癌則建議進行手術後的化學治療。轉移性的大腸直腸癌則進行化學治療，有時可合併手術治療、標靶治療等以延長病患平均壽命。放射治療在某些晚期的大腸直腸癌病患亦有舒緩症狀的效果。

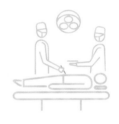

外科手術

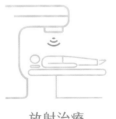

放射治療

第一章　認識大腸

標靶藥物的作用是針對腫瘤細胞在腫瘤生長相關的「標靶」來抑制腫瘤，有些藥物需要事先做基因檢測，目前標靶治療主要用在轉移性大腸直腸癌的病患。

　　免疫療法是近年新興的治療方式，主要作用是活化免疫細胞以達成抑制癌細胞。目前免疫療法在大腸直腸癌的使用上仍待臨床試驗進一步的證實。

　　總而言之，要減輕大腸直腸癌對健康的威脅，要從預防著手：飲食要少吃紅肉及加工肉品，控制肥胖。透過篩檢早期發現、早期診斷、早期治療，如此便能夠降低大腸直腸癌的發生率及死亡率。

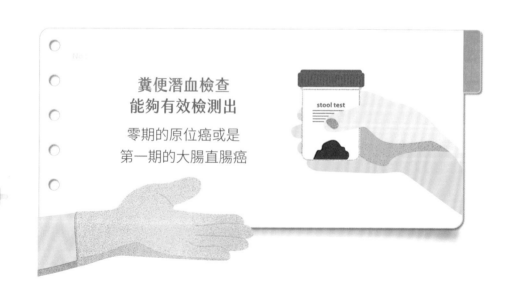

糞便潛血檢查
能夠有效檢測出
零期的原位癌或是
第一期的大腸直腸癌

stool test

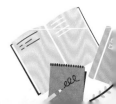

認識大腸癌

為什麼最近有這麼多人得到大腸直腸癌？

大腸直腸癌不是外國人常見的癌症？

東方人的大腸直腸癌是不是也愈來愈多？

大腸直腸癌的
流行病學

林裕民 醫師

輔大醫學院助理教授
新光醫院胃腸肝膽科

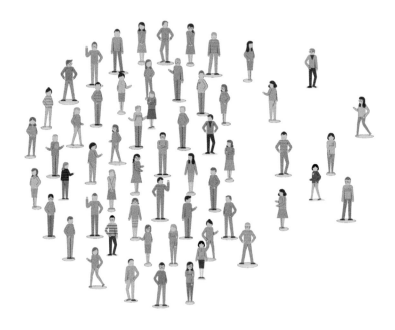

年齡效應、**年代**效應、**世代**效應

為什麼最近有這麼多人得到大腸直腸癌？
大腸直腸癌不是外國人常見的癌症？

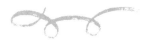

近年來，東方人的大腸直腸癌是不是也愈來愈多？這是什麼原因？

大腸直腸癌在台灣真的愈來愈多嗎？致命嗎？

這兩個關鍵問題可以從大腸直腸癌的發生率及死亡率來探討。

大腸直腸癌發生率

依國民健康署癌症登記統計顯示（圖一），台灣大腸直腸癌發生率長期以來，逐年呈上升趨勢，分析過去二十多年資料，發生人數從1995年的4,483人，標準化發生率為每10萬人口22.9人；2006年發生人數首次超越肝癌，成為我國癌症發生人數最多的癌症；到2014年，發生人數已超過15,000人，標準化發生率為每10萬人口44.7人，標準化發生率較1995年，上升了95.2%。

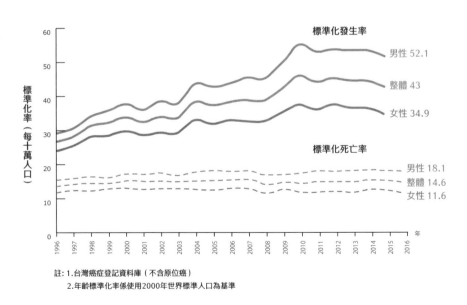

註：1.台灣癌症登記資料庫（不含原位癌）

2.年齡標準化率係使用2000年世界標準人口為基準

圖一 大腸直腸癌發生率及死亡率之長期趨勢（資料來源：台灣衛福部國健署）

什麼原因讓大腸直腸癌發生率愈來愈高？
這可以從「年齡效應」、「年代效應」與「世代效應」
等幾個面項來討論。

● **年齡效應（Age effect）：**

　　大多數的癌症發生，會隨著年齡之增長而增加，當族群人口老化愈嚴重，癌症的發生機率也隨之增加。大腸直腸癌也不例外，台灣目前的平均餘命已達八十歲，老年人口的增加，佔族群人口比例增加，大腸直腸癌的發生率也自然隨之上升。

● **年代效應（Period effect）：**

　　年代效應指的是某一個時期中所發生的特定事件，會對同時間存在的各個世代或所有的年齡群體都造成影響。台灣大腸直腸癌發生率隨著年代愈近現代而愈高，我們推論，可能與診斷工具的方便與進步（如大腸內視鏡）；消化系內視鏡醫師質與量的成長；及政府推動全國性的大腸直腸癌糞便潛血篩檢有關。這些因素，可能在初期讓大腸直腸癌發生率上升，但在一段時間後，次級預防的效應會逐漸顯現，發生率將會逆勢下降。

● **世代效應（Cohort effect）：**

　　世代效應是反映癌症與不同出生年代間，相關的發展趨

勢。出生年代相近的世代，其生活環境，飲食習慣也較相近，有較相似的危險因子曝露，疾病之發生率，在不同的出生世代就可能不同。台灣大腸直腸癌在不同的世代間，發生率也不一樣，年輕族群之發生率雖低於年長族群，但以「發生率之年增率」而言，卻有年輕世代增加速度較快之趨勢，我們推論，可能與飲食習慣西化、肥胖比例增加與代謝症候群增加有關。

大腸直腸癌死亡率

依衛福部死因統計資料顯示，台灣大腸直腸癌死亡率居所有癌症死因的第三名，僅次於肺癌及肝癌，死亡人數則從1998年的2,987人，標準化死亡率為每10萬人口14.5人；到107年已增至5,823人，標準化死亡率為每10萬人口14.0人。死亡人數增加，但標準化死亡率未有明顯變動，主要原因可能與族群人口老化及篩檢帶來的早期診斷效益有關。

由以上的說明可知，大腸直腸癌對台灣民眾之威脅確實有增無減，我們該如何因應？要減輕大腸直腸癌對健康的威脅，要從預防著手：

● 初級預防：

主要重點在於避免危險因子的曝曬，如：少吃紅肉及加工肉品以及對肥胖的控制。

● 次級預防：

主要重點在早期發現、早期診斷及早期治療。其他國家的經驗告訴我們，透過篩檢，可以降低大腸直腸癌的發生率及死亡率。台灣衛生主管機關於2004年起，推動大腸直腸癌篩檢計劃，針對50至69歲的一般風險民眾，每兩年一次進行糞便潛血檢查，並自2010年納入預防保健服務項目，正式於全國推行，更於2013年將篩檢年齡延伸至74歲。此計劃推行至今，主要成果有：

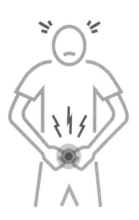

（1）透過篩檢，大腸直腸癌可在早期被診斷而得到有效的治療。

（2）接受篩檢民眾之結腸直腸癌相關死亡率有顯著下降。篩檢之成效顯著，確實值得推廣。

● 三級預防：

主要重點在經由臨床之治療照護，以減輕患者痛苦、提高生活品質和延長生命。目前醫學科技日新月異，藥物技術發展神速，此階段的成效也隨之快速提升。

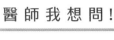

醫師我想問！

Q 哪些人為大腸癌高危險群？

A

- 50歲以上之男、女性或糞便潛血反應陽性者
- 有大腸癌病史
- 有息肉、大腸腺瘤病史
- 有八年以上的潰瘍性大腸炎
- 得過乳癌、卵巢癌及子宮內膜癌者
- 一等親有息肉症
- 一等親有大腸癌相關病史
- 一等親有2人以上有癌症
- 經常攝取高脂肪、高熱量、低纖維食物或嗜菸酒

醫師我想問！

Q 年輕人得大腸癌是否病情容易惡化？

A

大腸癌的發生率在40歲後有顯著的上升，雖然偶而會有新聞報導20、30 歲的年輕人罹患大腸癌離世的消息，但9成大腸癌病患都還是集中於 50 歲以上的年長患者。因為大腸癌是由息肉逐漸演變而成，而這一般都需要經過 5~10 年時間；然而確實值得注意的是，近年來年輕人大腸癌的發病率確實有明顯升高的趨勢，不少醫師也發現，年輕腸癌患者惡化速度常較老年人快，此一論點也已經由研究統計證實，而將診斷時年紀小於30歲列為較差的預後因子。

再談息肉

張安迪 醫師

中國醫藥大學
附設醫院消化系

　　腸道息肉指的就是在胃腸道黏膜表面突出的隆起物，從食道到直腸整個腸胃道都有可能長息肉，而整個腸胃道最常見好發的部位就是乙狀結腸與直腸。大部分的大腸息肉一開始都是良性的，但隨著時間的日積月累，加上不良的飲食習慣（低纖、高脂、高熱、少蔬果）、便秘以及致癌物等的長期誘導，息肉就可能逐步演變成癌症。

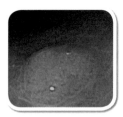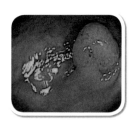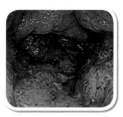

圖一：大腸息肉變成大腸癌的進程，多由小息肉變大息肉，再變成大腸癌。

　　大腸息肉基本上可以分成「非腫瘤性息肉」以及「腫瘤性息肉」2大類。

非腫瘤性息肉

　　顧名思義，基本上不會有癌化的風險，常見的有：

Ⓐ 增生性息肉（Hyperplastic polyp）（圖二），這種息肉非常常見，常見在直腸或乙狀結腸，癌變的風險相當低，據統計50歲以上的成人將近一半的人都會有這種息肉，而且隨著年齡增加比例就愈多，因為這種息肉風險極低，臨床上基本上不需要特別去切除或摘除，很多人在門診被醫師告知不需要特別處理的息肉，就屬於這一類。但有一類息肉與增生性息肉在外觀上十分類似，卻具有癌變可能性的息肉叫做「鋸齒狀腺瘤」，就必須予以切除。

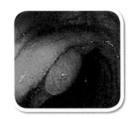

圖二：

增生性息肉，這種息肉在一半以上的50歲以上的成人接受大腸鏡時在乙狀結腸或直腸很容易發現，但一般不會轉變成大腸癌，不需要特別切除，以免增加術後出血的風險。

Ⓑ 發炎性息肉（Inflammatory polyp）（圖三），這類息肉有時候看起來紅紅的，臨床上必須與已經癌變的腺瘤性息肉做鑑別診斷，但其實它不太會進展為癌，偶爾會因為血管豐富而發生出血的情形，所以有時候醫師還是會把它切掉。這種息肉較常見於50歲以下而尚未到大腸癌篩檢年齡的年輕族群。

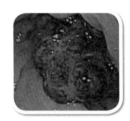

圖三：

發炎性息肉，這類息肉在內視鏡下多為有莖，外觀上常常紅紅的，雖然大多為良性病兆，但還是要與腺瘤或癌變息肉做區分。

Ⓒ 青年性（幼年性）息肉（Juvenile polyp）（圖四），這種息肉大多發生在幼兒，偶而也可以見於成人，癌化可能性極低；外觀發紅、糜爛，可能會因為表面糜爛後造成出血，所以醫師檢查時也會把它切除。

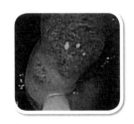

圖四：

青年性（幼年性）息肉，這類息肉在內視鏡下外觀紅腫像是草莓一樣，但大多都是良性的非腫瘤性息肉。較常見在小孩，但成人也可見，有時候甚至會大到一公分以上。

腫瘤性息肉

　　即是有癌化可能性的息肉，又可分為良性的腺瘤和鋸齒狀腺瘤以及病理下已經發現癌化的惡性腫瘤息肉。腺瘤就是一般認知為會逐漸長大並轉變為大腸癌的息肉，可以依照組織病理組成分成管腺瘤（tubular adenoma 佔大宗約70-80%）、管絨毛腺瘤（tubulovillous adenoma）和絨毛腺瘤（villous adenoma）3大類，有些腺瘤甚至會以外側擴散型腫瘤（Lateral spreading tumor）來表現。不過其實風險真正高的是進行性腺瘤（advanced adenoma），根據世界衛生組織的分類，指的是有較高風險轉變為癌症的腺瘤，如1公分以上、病理化驗後有絨毛成分（villous component）或者高度細胞異型變化（high-grade dysplasia）的腺瘤。

　　一般有經驗的內視鏡醫師，在內視鏡下運用窄帶影像（narrow band imaging）或染色內視鏡（chromoendoscopy）以及放大內視鏡，基本上就可以簡單並準確地診斷或鑑別上述的增生性息肉、腺瘤性息肉以及鋸齒狀腺瘤（圖五、圖六）。對於有疑慮的病兆，內視鏡醫師可以用內視鏡切片、息肉切除（圖七、圖八）、內視鏡黏

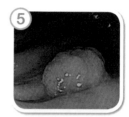

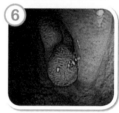

圖五～圖六說明

針對大腸息肉（圖五），可以利用窄帶影像（圖六），診斷或鑑別是哪一種息肉。

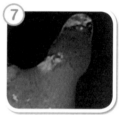

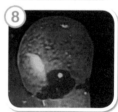

圖七～圖八說明

內視鏡醫師會針對息肉的可能種類、大小、風險等評估後，選擇息肉切除的方式。

膜切除術或內視鏡黏膜下腫瘤剝離術（圖九～圖十二）將病兆移除並送病理化驗。

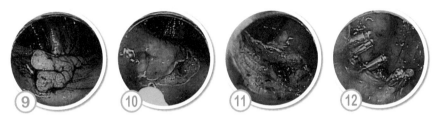

圖九～圖十二說明

針對外側擴散行腫瘤 (lateral spreading tumor)(圖九)，可以用內視鏡黏膜下腫瘤剝離術，將病兆移除送病理化驗 (圖十、圖十一)，再視需求將傷口用止血夾關起來 (圖十二)。

在做完大腸鏡檢查及治療後，可以詢問醫師關鍵問題

- **腸道清潔是否還乾淨？**

  說明 不乾淨的清腸準備，可能會讓病兆被糞便遮住，以至於檢查失去了意義。

- **是否發現息肉？是否有割除？**

  說明 一般而言，內視鏡醫師會由內視鏡觀察息肉的外觀，如果有腺瘤的疑慮就需割除，如果明確是增生型息肉，就不須冒著出血及大腸破裂的風險去做割除。

- **未來該需要注意的事項？**

  說明 如果有做切片或息肉切除，因少數患者會因傷口癒合不良或止血夾提早脫落而有出血或穿孔的可能性，一周內勿安排遠行或搭乘飛機、做劇烈運動、勿提重物、勿泡澡或泡溫泉。

3日內應採用軟質飲食（如稀飯、麵條、白吐司、麵包、豆腐、蒸蛋、魚肉等），並避免含酒精類飲食及高纖食物（如蔬菜、水果等）。

● **生活習慣該如何調整？**

說明 大腸息肉和大腸癌目前還是認為與不良的飲食習慣（低纖、高脂、高熱量、少蔬果）相關，所以日常生活應改成高纖、高蔬果及少油脂熱量的飲食習慣，並且配合運動，以促進腸道健康。

● **下次回診可詢問的問題**

病理組織切片檢查結果約需一週的工作天，醫師通常會安排門診複診，病患可以利用下次回診時向醫師詢問瞭解病理檢查報告，並詢問下次安排大腸鏡追蹤的時間。

罹患有大腸息肉該如何追蹤呢？

目前在台灣主流的大腸癌篩檢方式有兩種，一般 50 歲以上，建議接受國健署推行的每兩年一次的免疫法糞便篩檢，而如果糞便篩檢發現有陽性潛血反應，就應該接受大腸鏡做確定檢查。那麼，做完大腸鏡檢查後呢？決定追蹤間隔的兩大因子包括息肉狀態以及清腸程度，一旦大腸鏡檢查後，如果有發現大腸息肉，目前大腸鏡的追蹤指引主要是依據美國預防服務工作組 U.S. Preventive Services Task Force (USPSTF) 及 US Multi-Society Task Force (MSTF) 的建議，通常以 1 公分為界，超過 1 公分的息肉不僅代表惡性變化的機會較高，息肉本身復發的機會也增加，同時代表本身的體質可能很容易再長出息肉，所以大

腸鏡追蹤就要稍微密集一點。如果沒有息肉或只有小於1公分的增生型息肉在乙狀結腸或直腸的地方，一般建議10年後再追蹤大腸鏡即可；1-2個小於1公分的管狀腺瘤，5-10年再追蹤大腸鏡；3-10個管狀腺瘤、大於1公分的管狀腺瘤、絨毛狀腺瘤、病理報告顯示高度分化異常 (high grade dysplasia) 的腺瘤則建議3年追蹤大腸鏡；超過10個腺瘤，3年內就要追蹤大腸鏡；如果是多個平的鋸齒狀腺瘤或者大於2公分的腺瘤經由內視鏡碎塊切除術（endoscopic piecemeal mucosal resection, EPMR）後則建議1年追蹤大腸鏡。當清腸程度不理想時，據統計有兩成以上高風險的息肉可能因此被糞便遮蓋。因此美國建議若前次清腸程度不理想，應該要在一年內重新檢查。

檢查結果	建議追蹤 大腸鏡時間
正常，無大腸息肉	10年
僅直腸與乙狀結腸增生性息肉 (<1cm)	10年
1-2顆腺瘤，均 <1cm	5-10年
3-10顆腺瘤	3年
超過10顆腺瘤	<3年
大於1公分，或絨毛樣 (villous) 腺瘤	3年
高度化生不良 (high grade dysplasia)	3年
鋸齒狀腺瘤 (sessile serrated adenoma) <1cm	5年
鋸齒狀腺瘤 >1cm 或 合併化生不良 / 傳統性腺瘤 (TSA)	3年
鋸齒狀腺瘤症候群	1年

大腸直腸癌的
遺傳因素

黃世貝 醫師

台大醫學院
兼任助理教授

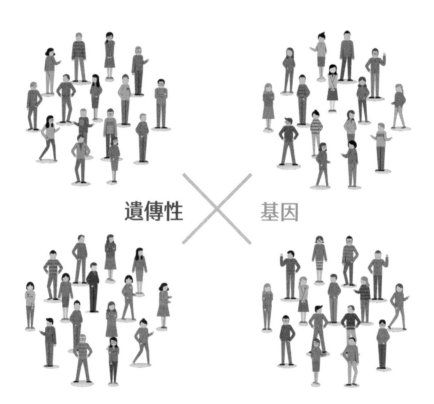

遺傳性　×　基因

　　大腸直腸癌家族病史是大腸直腸癌的警訊，特別是家族裡連續幾代都有人罹患大腸直腸癌時，我們稱之為遺傳性大腸直腸癌。醫學研究發現，大腸直腸癌約有5％到10％是由特定的致癌

基因引起的，而且這種基因變異往往可以從父母遺傳給下一代引起大腸直腸癌。

　　兩種最常見的遺傳性大腸直腸癌症候群，分別是「遺傳性非息肉症大腸直腸癌（hereditary nonpolyposis colorectal cancer, HNPCC）」和「家族性腺瘤性息肉症（familial adenomatous polyposis, FAP）」。這兩種遺傳性癌症症候群占所有大腸直腸癌近5％，它們可以影響男性和女性，攜帶這些遺傳性致癌基因患者的下一代有50％的機率會遺傳到這些致病基因。

遺傳性非息肉症大腸直腸癌（HNPCC）

　　遺傳性非息肉症大腸直腸癌（HNPCC）也被稱為 Lynch 症候群，是最常見的遺傳性大腸直腸癌，佔全部大腸直腸癌約3％。HNPCC 患者通常至少有三名家族成員和兩代大腸直腸癌，他們的大腸直腸癌大多在50歲以前就可能發生。儘管不是所有遺傳到HNPCC 基因的人都會發生大腸直腸癌，但估計風險高達近80％。此外，HNPCC 患者發生其他一些特定的癌症，如子宮內膜癌、卵巢癌、腎臟癌、小腸腫瘤和胃癌的風險也較一般人為高。

家族性腺瘤性息肉症（FAP）

　　家族性腺瘤性息肉症（FAP）的特徵在於隨著年紀增長，大腸會長出超過數百甚至數千顆息肉，研究推估這些患者每年大約

有1％被診斷罹患大腸直腸癌。FAP 患者最早在10歲以前大腸可能就會開始出現息肉，15歲時有50％的人發生息肉，到35歲時則高達95％的人都已經遺傳性基因長出多發性息肉，這些患者如果未接受手術切除大腸，通常到40歲時幾乎全部都會有息肉轉變成大腸直腸癌。

1991年，研究人員在 FAP 診斷方面取得了重大突破。他們發現了與 FAP 有關的抑制癌症基因，稱為 adenomatous polyposis coli（APC）基因。超過80％的 FAP 患者可以檢測到 APC 基因突變，就是這個發生了突變的 APC 基因失去了抑制癌症的功能，導致遺傳了這種基因異常的人100％都會發生大腸直腸癌。雖然大多數 FAP 患者是來自遺傳，但仍有近三分之一是新發生基因突變或異常的結果，這些新發生的基因突變，可能繼續遺傳給他們的下一代。

FAP 和 HNPCC 有什麼不同？

FAP 和 HNPCC 有兩個主要的區別，第一個是突變基因的數量，在 FAP 中只要 APC 基因發生異常就會導致發病，在 HNPCC 則有數個相關的基因突變能導致發病。第二個是息肉的數量及癌化速度，FAP 的特徵是可以發生超過百個息肉，但其中只有少部分後來持續變化轉變成大腸直腸癌，而 HNPCC 息肉的數量明顯較少，但是這些息肉卻能在較短的時間內轉變成大腸直腸癌。

是否還有與其他大腸直腸癌風險有關的遺傳性息肉症？

● 少年息肉症（Juvenile polyposis, JP）

JP 患者通常在20歲以前就開始在腸胃道出現息肉，數目從5個到超過百個不等，雖然這些息肉主要發生在大腸，但是也可能出現在胃和小腸。JP 患者終其一生發生大腸直腸癌的風險高達30% 到40%，而發生胃癌及其他腸道腫瘤的風險也比一般人較高。

● Peutz-Jeghers 症候群（Peutz-Jeghers syndrome, PJS）

PJS 是一種顯性遺傳性疾病，其特徵為腸道缺陷瘤性息肉（hamartomatous polyp）、及皮膚和粘膜黑色素斑；其中腸道缺陷瘤性息肉主要發生在小腸中，數目可以從數十到數千個之多，這些息肉可能進一步轉變成癌症或導致腸阻塞。與一般人相比，PJS 患者發生大腸直腸癌的風險估計高達15倍。

● MYH 相關性息肉症（MYH-Associated Polyposis, MAP）

MAP 患者在 MYH 基因（或稱 MUTYH 基因，是一種與修復 DNA 功能有關的基因）發生突變，臨床上的表現與 FAP 類似有多發性大腸腺瘤，但卻沒有與 FAP 有關的 APC 基

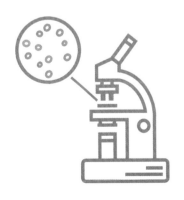

因突變。MAP 患者年齡到達約50歲時，大腸通常已經有10個至數百個腺瘤性息肉，終其一生估計43％到100％的人會發生大腸直腸癌。此外，十二指腸腺瘤、卵巢癌、膀胱癌、皮膚癌、乳癌和子宮內膜癌的風險也比一般人較高。

家族多人得大腸直腸癌卻沒有"遺傳性致癌基因"？

為什麼臨床上有家族多人罹患大腸直腸癌，卻沒有發現共同的致癌基因？這些家族的大腸直腸癌可能是隨機性發生或共同的生活及飲食環境導致，也可能是由尚未確定的遺傳性基因變異導致的。相信隨著現代基因醫學研究的快速發展，未來我們可以發現更多有基因突變導致的遺傳性大腸直腸癌，進而發展出更好的早期基因篩檢工具及治療方法，對抗致癌基因所帶來的健康威脅。

大腸直腸癌的環境因素

林裕民 醫師
輔大醫學院助理教授
新光醫院胃腸肝膽科

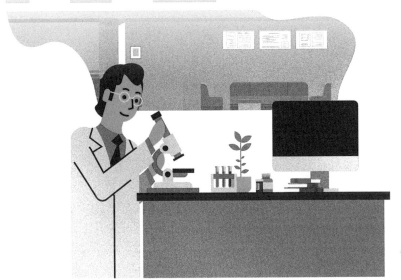

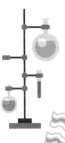

遺傳因子
飲食習慣

第二章 認識大腸癌

有哪些環境因素會造成大腸直腸癌？
食物的脂肪、膽汁、纖維素、鈣質、致癌物？

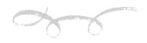

　　癌症的形成與許多因素有關，如遺傳、基因突變等大家熟悉的因素，我們所處的環境，飲食習慣也與癌症的發生相關。世界衛生組織所屬的國際癌症研究機構（International Agency for Research on Cancer, IARC）定期整理最新的研究及文獻，將致癌性物質依實證等級分類為：

第 1 群
為人類致癌物

第 2A 群
對人類可能為致癌物

第 2B 群
對人類懷疑為致癌物

第 3 群
無法判定為人類致癌物

第 4 群
認為該物質並非人類致癌物

　　有關大腸直腸癌的危險因子，IARC 的專家做了完整的醫學文獻回顧後，依 2015 年 10 月提出之報告，將以下兩類食物列為第 1 群及第 2A 群之致癌物。

（一）加工肉品

指肉品經鹽漬、醃漬、發酵、煙熏等處理以達風味提升或改善保存等目的，如：熱狗、火腿、香腸、鹹牛肉、肉乾、肉類罐頭、經調味等其他肉製品，列為大腸直腸癌之第 1 群致癌物。根據 IARC 的估計，每天攝食 50 公克加工肉，將使罹患大腸直腸癌風險提高 18％。需特別注意的是，依 IARC 的分級，加工肉品雖然被列為與香菸和石綿同級的致癌物，但僅表示具有充分證據證明加工肉品會引起人類癌症，並不表示其危險程度與香菸、石綿相同，不能用於說明致癌風險高低。

（二）紅肉

被列為第 2A 群致癌物，指所有哺乳類動物之肌肉，如牛肉、豬肉、羊肉及馬肉等。雖然報告提出食用紅肉過量可能會增加罹癌的機率，但也指出，由於無法排除其他飲食與生活習慣可能帶來的影響，食用紅肉與癌症有直接相關的證據有限。需特別說明的是，紅肉有其營養價值，含有高蛋白質與包括維生素 B、鐵與鋅等物質，因此，建議民眾均衡飲食，避免大量攝取肉類，如此即可獲取營養又可降低因攝取過量所帶來的風險。最簡單的方法就是每個人每天攝取紅肉的量約自身手掌大小（不含手指及拇指），平均大約 100 公克，每週約有 3 天吃紅肉，等於每週不超過 300 公克，其他以家禽、魚類或豆類取代，作為蛋白質的營養來源。

除了上述 WHO ｜ IARC 所公布之因子之外，其他文獻也有報告可供參考：

美國癌症研究所和世界癌症研究基金會於2018年5月公布了新版關於飲食，營養，體重和運動等生活方式因素是如何影響癌症風險的最新研究。有關導致大腸直腸癌的風險包括：

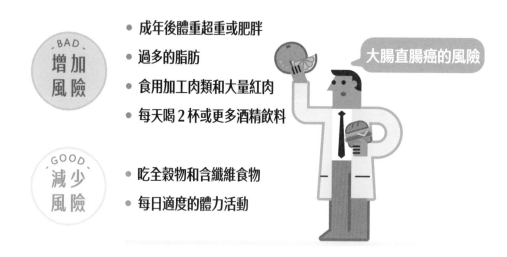

BAD 增加風險
- 成年後體重超重或肥胖
- 過多的脂肪
- 食用加工肉類和大量紅肉
- 每天喝2杯或更多酒精飲料

GOOD 減少風險
- 吃全穀物和含纖維食物
- 每日適度的體力活動

大腸直腸癌的風險

其他可能導致大腸直腸癌的風險：

（一）膽汁與大腸直腸癌

近年來有些學者觀察到，大腸直腸癌的病人中曾接受膽囊切除者占較高比例，也有研究發現，膽囊切除10年以上患者比未切除膽囊患者的大腸直腸瘤和癌的比明顯增加。這樣的現象是偶然？還是二者之間的確有某種關聯？如何解釋？

平時肝臟分泌的膽汁大多儲存在膽囊，膽汁的作用是乳化脂肪，促進脂肪吸收，我們吃飯以後，特別是進食含油脂多的食物後，膽囊就會收縮，把儲存的膽汁排入腸道，發揮消化、吸收的作用。

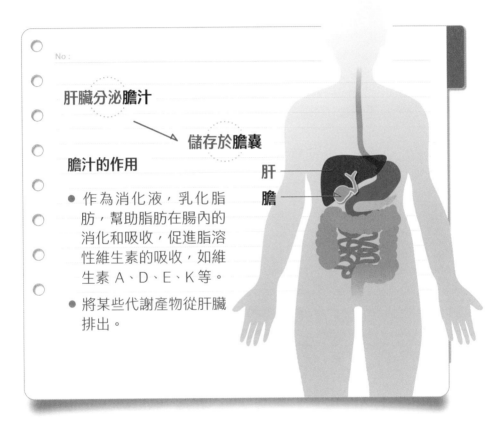

No :

肝臟分泌**膽汁**

儲存於**膽囊**

膽汁的作用

肝
膽

- 作為消化液，乳化脂肪，幫助脂肪在腸內的消化和吸收，促進脂溶性維生素的吸收，如維生素 A、D、E、K 等。

- 將某些代謝產物從肝臟排出。

如果膽囊被切除了，肝臟分泌出的膽汁沒有了儲存的地方，於是膽汁則會晝夜不停地直接進入腸道，膽汁被腸道中的細菌分解後，產生次級膽汁酸及代謝物，有較強的致癌作用，可能使大腸直腸癌的發生率增加。但目前這個觀點還有爭議，有一些研究

者持反對態度，他們觀察了上千名做了膽囊切除和未做過此種手術的病人，發現這兩群人中，患大腸直腸癌的機會相差不多。因此到目前為止，尚不能肯定地說做過膽囊切除的病人更容易得大腸直腸癌。雖然沒有足夠的醫學證據證明膽汁與大腸直腸癌的關係。但是臨床上不妨提高警覺，在膽囊切除術後多注意飲食習慣，觀察大便的形狀變化、有無出血，在平時生活中加強預防大腸直腸癌。

（二）鈣質與大腸直腸癌

對於大腸直腸癌高罹病風險者（指有非惡性息肉病史的病患）而言，鈣質似乎能預防息肉惡化成大腸直腸癌，且鈣質所帶來的好處，在停止鈣質補充療法後仍持續有效。但部份研究指出鈣質補充療法可能提高攝護腺罹癌風險，因此對男性而言，服用鈣質補充劑的好處是否能壓過風險，仍不清楚。

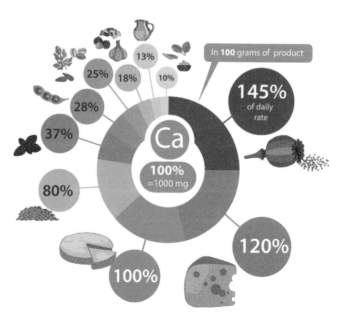

（三）維生素 D 與大腸直腸癌

經由流行病學調查，發現身體內含維生素 D 較低的人，容易有大腸直腸癌；或是發現大腸直腸癌病人體內，維生素 D 含量偏低；似乎意味著維生素 D 與大腸直腸癌相關。

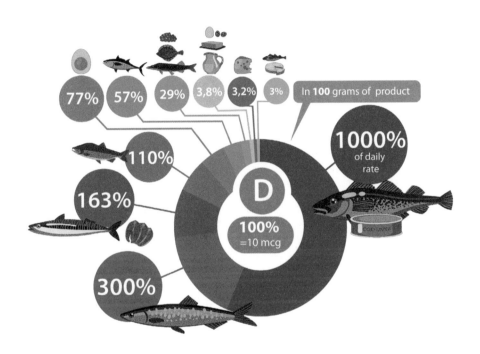

但這些報告多是回溯觀察性研究，有其侷限或偏差。比方說，維生素 D 含量高的人可能本身生活習慣、飲食習慣、運動習慣較好，罹癌風險也較低。因此，維生素 D 與大腸直腸癌之因果關係仍有待後續研究證實。

05

大腸直腸癌的
癌前病變

林裕民 醫師

輔大醫學院助理教授
新光醫院胃腸肝膽科

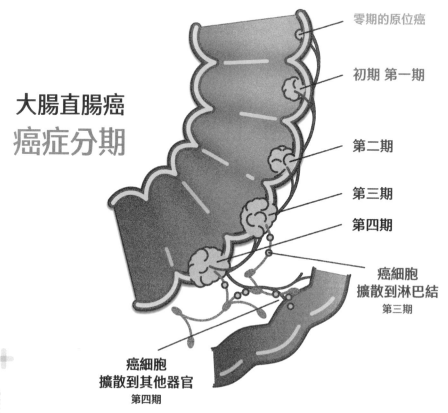

大腸直腸癌
癌症分期

零期的原位癌

初期 第一期

第二期

第三期

第四期

癌細胞
擴散到淋巴結
第三期

癌細胞
擴散到其他器官
第四期

什麼是大腸直腸癌的癌前病變？

什麼是大腸息肉？什麼是炎性腸道疾病（IBD）？

發現之後如何追蹤？

SAY NO TO 大腸癌

癌前病變是指有些「非癌疾病」若繼續發展下去，會有癌化可能的某些病變。大腸直腸癌的癌前病變，主要有大腸直腸腺性息肉，息肉症候群及炎性腸道疾病。

再談大腸直腸息肉

　　依外觀，大致分為無莖性及有莖性息肉（圖1a,b）。依組織學型態分類，大致分為增生型息肉，管狀腺瘤，絨毛腺瘤，混合型腺瘤，鋸齒狀腺瘤等。大腸直腸癌多數會先經過腺瘤期，而後隨著環境、飲食習慣、基因異常等因素共同影響進而演變成惡性腫瘤，因此，腺瘤被視為大腸直腸癌前病變。

　　再次提醒，有息肉產生時，不需要過度擔心，大部分的大腸息肉是良性的，除非大於一定的體積才容易惡化，只要及時就醫並遵照指示切除及追蹤，就能得到適當的治療，避免癌化的發生。

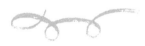

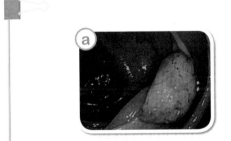

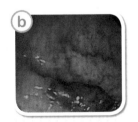

無莖性息肉　　　　　　　　有莖性息肉

前章所提的遺傳性息肉症即屬於癌前病變,除此之外,還有一類常被提及的大腸直腸癌前病變是炎性腸道疾病(簡稱為IBD),指的是潰瘍性大腸炎(Ulcerative colitis)與克隆氏症(Crohn's disease)。這兩種疾病均是慢性的腸道炎症,其疾病的成因至今仍不十分明瞭,基因、感染、免疫病理機轉及心身醫學各方面因素都可能相關。好發於二十歲到四十歲的成人,此類疾病的臨床表現變化多端,病人的症狀可能是腹瀉、腹痛、血便、粘性血便,甚至於伴有發燒及食慾不振等現象。

潰瘍性大腸炎主要是侵犯大腸黏膜,病變是呈連續性的變化,病灶多侷限在大腸,而直腸常被侵犯,發炎浸潤多在黏膜層,較少侵犯到黏膜下層。持續發炎的結果會造成纖維化、腸道的節段消失、腸道縮短,再生的黏膜造成內壁凹凸不平,而有偽息肉產生。在長期持續發炎的病例,黏膜也可能發生惡變而產生腫瘤。

克隆氏症主要是侵犯小腸,但也有四分之一病例侵犯大腸,其發炎浸潤卻是侵犯所有腸道各層,甚至侵犯到腸道外的腹膜及淋巴結。在腸內的變化是呈跳躍性的,直腸多不被侵犯,因全層壁的發炎反應,容易發生膿瘍及廔管等合併症。

癌前病變經切除治癒後,其將來罹癌風險仍較一般人為高,因此需定期追蹤。

06

如何知道罹患大腸直腸癌？

林裕民 醫師

輔大醫學院助理教授
新光醫院胃腸肝膽科

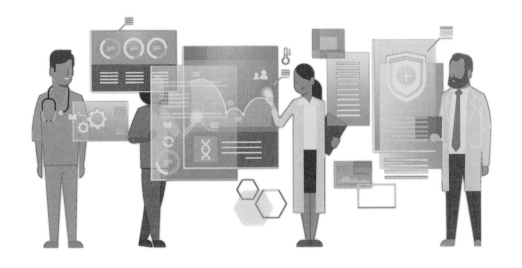

大腸直腸癌的病人會有那些症狀？

會不會有人得到早期大腸直腸癌，完全沒有任何症狀？

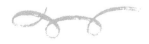

第二章 認識大腸癌

大腸直腸癌的症狀十分多樣化，不具專一性，症狀表現與腫瘤的期別及生長之位置有關

無症狀之大腸直腸癌：

很多人被診斷為大腸直腸癌時，會很驚訝的說：「我有大腸直腸癌？真的嗎？我沒有不舒服，怎麼會有大腸直腸癌？」。其實，大腸直腸癌不一定有症狀，早期的大腸直腸癌或右側大腸直腸癌（包括盲腸、升結腸、部分橫結腸）常常無明顯症狀，或是與其它良性之腸道疾病症狀相似，不痛、糞便外觀沒有異常，因此不易察覺。

既然無症狀，該如何因應？目前，建議的解決方式是「篩檢」，依風險等級不同，篩檢建議也不同：

低風險 50歲以上的一般民眾，應定期接受篩檢（常用的工具是糞便潛血檢測或大腸鏡檢查），方可早期診斷，早期治療。

中等風險 若有大腸直腸腫瘤家族史，肥胖，抽菸等危險因子者，則可提早於40-50歲時，就接受篩檢。

高風險 風險等級更高的民眾，如家族性腺瘤性息肉症（FAP）或遺傳性非息肉症大腸直腸癌（HNPCC），這兩種遺傳疾病均為顯性遺傳，發生癌症之年紀較輕且風險高，應尋求專家諮詢。

大腸直腸癌常見之症狀
腫瘤發生的位置不同，常見之症狀也不同。

● **血便** 包括外觀即可辨識之出血或需檢測而得知之潛血。此症狀無論在左側（部分的橫結腸、降結腸、乙狀結腸）或右側之大腸直腸腫瘤均可能出現。雖然血便也常見於痔瘡，腸炎等疾病，但這是最客觀的症狀，切莫以為是痔瘡出血而忽略，務必接受進一步檢查確診。

● **便秘、腹瀉** 或交替出現等排便習慣改變。此症狀與大腸直腸功能性失調（如：腸躁症）之表現相近，不易區分。短時間內出現的改變，更應小心。

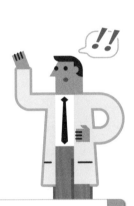

No：**大腸直腸癌常見症狀 Part. 1**

常見症狀	說明	腫瘤常見位置
血便	潛血或外觀 可見之鮮血	全段大腸直腸
排便習慣改變	便秘或次數增加	左側多於右側

- **糞便型態改變** 變得細小。通常在左側大腸直腸癌較易出現此症狀，主要是因為糞便在大腸後端（指左側大腸）才成形，且左側大腸的管徑比右側大腸小，所以易有此症狀。

- **裏急後重** 排便後，經過沒多久又想解便，常有解不乾淨的感覺。這樣的症狀，常是肛門附近之病灶所造成，若是癌症則多見於大腸直腸癌。

- **不明原因體重下降** 會造成體重下降的原因很多，如糖尿病，牙齒疾病，甲狀腺疾病，情緒壓力等，需逐一釐清。若是腫瘤，則常出現在癌症期別較嚴重的病人，預後較不好。

No:　**大腸直腸癌常見症狀 Part. 2**

常見症狀	說明	腫瘤常見位置
糞便型態改變	變細小	左側多於右側
裏急後重	排不乾淨的感覺	直腸較常見此表現
不明原因體重下降	數月中下降數公斤	全段大腸直腸

●**腹脹，腹痛** 這是臨床上常見的症狀，也最難鑑別。以大腸直腸癌而言，常見疼痛的位置易發生在下腹部，但無法清楚指出確定部位，可能是因腫瘤阻塞了腸道而造成。

●**貧血** 此症狀與大腸直腸癌斷斷續續，慢性出血有關，因此常以缺鐵性貧血來表現。

只要多留意自己身體的變化，配合篩檢之建議，防微杜漸，
相信多數大腸直腸癌應可被早期發現。

No : **大腸直腸癌常見症狀 Part. 3**		
常見症狀	**說明**	**腫瘤常見位置**
腹脹、腹痛	悶痛，痛點不明確	全段大腸直腸
貧血	多為慢性出血造成	右側多於左側

07

診斷大腸直腸癌的方法

邱瀚模 醫師
台大醫學院教授
台大醫院
健康管理中心主任

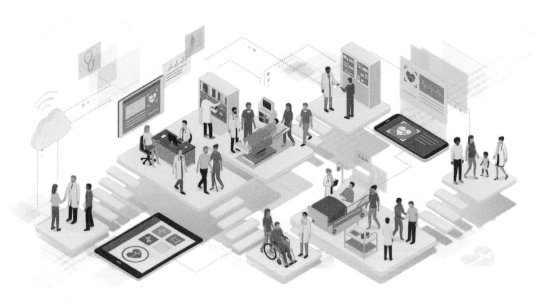

認識與比較 篩檢工具

有哪些方法可以來診斷大腸直腸癌？
什麼是正確診斷率最高的檢查？

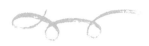

一般而言，診斷大腸直腸癌的工具是以內視鏡檢查為主，例如大腸鏡。過去常被使用的下消化道鋇劑攝影，由於無法直接觀察病灶（只能間接顯影）並進行病理切片或息肉摘除，加上檢查前也不需進行清腸準備且對腫瘤偵測敏感度不佳，已逐漸不被用來診斷大腸直腸癌。

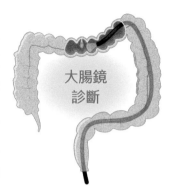

大腸鏡可以直接觀察整個大腸（從盲腸到直腸）的黏膜，必要時可以進行病理切片採樣，或直接進行息肉或腫瘤切除，堪稱大腸直腸癌的黃金診斷工具。現代的內視鏡配備有高解析度鏡頭與特殊光源，可以正確診斷病灶是否為腫瘤性、是否有癌化、甚至可以正確預測癌病灶的浸潤程度。至於乙狀結腸鏡雖然也是和大腸鏡一樣可以直接進行觀察、切片或病灶摘除，但其觀察範圍僅局限於遠端大腸（直腸、乙狀結腸與降結腸），也無法作為診斷大腸直腸癌的黃金標準工具，其角色日益式微。

至於虛擬大腸鏡，其實不是實體內視鏡，而是利用電腦斷層的影像進行3D的重組，呈現大腸的立體影像，但是跟下消化道鋇劑攝影一樣有無法直接觀察病灶（只能間接顯影）並進行病理切片或息肉摘除的缺點，因此多半用於大腸有阻塞（腫瘤性或非腫瘤性）情況無法實行全大腸鏡時，作為替代檢查。其輻射曝露也是另一個重要考量與限制。

膠囊內視鏡則因價格昂貴，清腸準備所需要服用的藥水量甚至比大腸鏡還要多，也與上述檢查相同無法進行病理切片或息肉摘除，因此鮮少被用來作為診斷大腸直腸癌的工具。

什麼方法最適合用來篩檢完全沒有症狀的族群？

「篩檢」與診斷是完全不同的概念，它代表從無症狀的人群當中找出罹患某種重要疾病的人或具某種重要疾病風險的人。根據世界衛生組織的定義，篩檢必須符合下列條件：① 要篩檢的疾病必須是會危害健康的重要疾病；② 要篩檢的疾病是常見疾病；③ 要篩檢的疾病有好的治療方式；④ 要有好的篩檢工具；⑤ 篩檢工具必須是安全的；⑥ 篩檢工具敏感度與特異性要好；⑦ 篩檢工具不能太昂貴等等。

目前世界上大多數有大規模大腸直腸癌篩檢計畫的國家（包括台灣在內），多半使用免疫法糞便潛血檢查作為篩檢工具，得到相當好的效果。以此作為篩檢工具，當免疫法糞便檢查呈現陽性時，必須進一步接受大腸鏡確診檢查，如在鏡檢時發現腫瘤則須進一步治療。以這種方式篩檢有幾個好處，首先是糞便潛血檢查陽性個案當中5%會有癌病灶，為一般50-75歲人口大腸直腸癌盛行率2-3/1000的20倍左右，意即這項檢查確實可以非常有效的找到高風險族群。另外，呈現陽性機會（陽性率）為4-8%，也就是說只有1/25至1/12的受檢者必須進一步接受大腸鏡檢查，相較於

所有人都去接受大腸鏡的方式，先接受糞便潛血檢查避免了過多不必要的侵入性檢查，也能有效運用有限的內視鏡人力與資源。不過因為免疫法糞便潛血檢查對於癌病灶之敏感度約80%，對於尚未癌化之大型腺瘤敏感度為30%左右，因此此項檢查必須定期（台灣為每兩年）反覆受檢，以免遺漏重要病灶。

　　對於所有50至75歲的民眾施行大腸鏡固然是理想藍圖，但是大腸鏡並非全無風險，加上麻醉下施行大腸鏡亦必須額外費用，不論是對政府或對個人的負擔，實在不可謂不輕。

各種大腸直腸癌篩檢工具的比較

● 大腸鏡

優點	● 對癌病灶敏感度近100%，對大型（進行性）腺瘤則為90-95% ● 可以直接切除病灶
缺點	● 侵襲性高 ● 價格昂貴
註	目前只有美國、波蘭、德國以此作為第一線篩檢工具

● 乙狀結腸鏡

優點	● 經隨機試驗證實可以降低遠端大腸與直腸癌死亡率 ● 對癌病灶敏感度近100%，對大型（進行性）腺瘤則為90-95%（僅限於遠端大腸）
缺點	● 只能偵測遠端大腸病灶
註	已很少用為第一線篩檢工具

● 下消化道攝影

優點	無
缺點	● 對於早期癌或癌前病灶敏感度差 ● 需輻射曝露
註	已不建議使用於篩檢,並面臨淘汰

● 免疫法糞便潛血檢查

優點	● 不易受到食物藥物干擾,受檢前不必飲食控制 ● 對下消化道之出血具專一性,可確實找出罹病高危險群 ● 只有陽性者必須接受大腸鏡 (一般為 7-8%) ● 只要一次採檢
缺點	● 對早期癌敏感度只有60%,對大型腺瘤只有30% 左右 ● 必須每一至兩年反覆受檢
註	歐洲、亞太地區大部份大規模篩檢計畫以此作為第一線篩檢工具

● 化學法糞便潛血檢查

優點	● 經隨機試驗證實可以降低大腸直腸癌死亡率
缺點	● 易受到食物藥物干擾,受檢前必須飲食控制 ● 對癌病灶敏感度、特異性均不理想 ● 需多次採檢
註	逐漸被淘汰

Q

A 大腸鏡檢查一定比糞便潛血準確嗎？

腸鏡檢查以及免疫法糞便潛血是目前最有效的篩檢方式，目前國民健康署補助50-74歲的民眾每2年1次定量免疫法糞便潛血檢查，這個方法是藉由偵測糞便中是否有少量或是肉眼看不出來的血液，來進一步抓出正在出血的發炎、潰瘍、大腸息肉或大腸癌等病兆，這項檢查不但簡單而且沒有任何侵入性，新一代的糞便潛血免疫法（fecal immunochemical test, FIT）更是不受飲食、藥物影響，同時準確度也較傳統化學法高，對大腸癌的敏感度可達8成、精確度則高達9成；而沒有症狀因接受糞便潛血檢查陽性的患者則需要進一步接受大腸鏡檢查，大腸鏡管子從肛門進入直腸，經乙狀結腸、降結腸、橫結腸、升結腸直至盲腸。檢查過程當中透過影像傳輸至電腦，醫師可即時診斷大腸內壁是否有異常或病變，進一步做切片病理檢查或內視鏡治療，所以如果是清腸乾淨的大腸鏡檢查可以讓準確度高達90-95% 以上，但由於是侵入性檢查所以相較於大便潛血檢查勢必有較高的副作用及併發

症。如此說來，是否所有人都接受大腸鏡檢查就好？讓所有民眾都定期接受大腸鏡檢查，顯然就像海底撈針，成本與效益完全不成比例。從健康政策的角度上，糞便潛血不具侵入性，也不用清腸；在安全性與接受度都會更高，顯然比全面大腸鏡來得可行；所以經由糞便潛血檢查篩檢，一旦陽性的患者再進一步接受大腸鏡檢查是目前較可行的大腸癌篩檢做法；而針對高危險群比方有家族史、或是遺傳性息肉症候群的族群，再經由醫師判斷風險後提早篩檢。

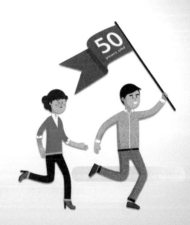

從五十歲開始
每兩年接受一次糞便
篩檢檢查

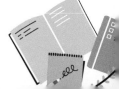

part.
2
memo list

part.3

Early detection
of cancer

發現大腸癌

罹患大腸直腸癌（低、中風險）的人
應如何發現癌前病變及早期癌？

一旦大腸鏡檢查發現有罹患癌前病變及早期癌，該如何處置？
如何追蹤？

早期發現早期治癒
大腸直腸癌

張吉仰 醫師

輔大醫院副院長

輔大醫院胃腸肝膽科

罹患大腸直腸癌（低、中風險）的人應如何發現癌前病變及早期癌？

關於大腸直腸癌罹癌風險的評估，全世界有許多種預測量表，但以亞太地區為基礎發展出來的風險評分工具（半數以上是華人族群）最符合台灣目前的需求（表一），簡單易懂、只要問四個問題即可評分：年齡（50歲以下：0分；50-69歲：2分；70歲以上：3分）、性別（男性：1分；女性：0分）、抽菸（無：0分；有或曾經有：1分）、一等親家族有大腸直腸癌的病史（無:0分；有：2分），若四項分數加總為0-1分則屬於低風險，若2-3分則屬於種等風險，若4-7分則屬於高風險。

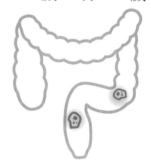

一般而言若是低、中風險的人（量表評分小於或等於三分者）建議可以先以糞便潛血檢查來當篩檢工具，尤其是免疫法的糞便潛血檢查，對於進行性腺瘤有更高的敏感度，而且對大腸

項目		分數	
年齡	<50歲	0	
	50 - 69歲	2	
	≥70歲	3	
性別	女性	0	
	男性	1	
抽菸	無	0	
	有或曾經	1	
一等親家族有大腸直腸癌病史	無	0	
	有	2	
總分		0 - 1	低風險
		2 - 3	中風險
		4 - 7	高風險

表一　亞太大腸進行性腺瘤與浸潤癌風險評分表

直腸癌的敏感度是高達80%，若糞便潛血呈陽性反應則應接受完整的全大腸鏡檢查，根據台灣國健署的糞便篩檢大腸直腸癌之資料顯示，在糞便潛血陽性的個案中，一半的案例有大腸腺瘤，每五個就有一個超過一公分的進行性腺瘤，每二十個就有一個大腸直腸癌，更可喜的是透過這樣糞便潛血篩檢而發現的大腸直腸癌中約有一半是零期的原位癌或是第一期的大腸直腸癌，淋巴沒有轉移，治療方式主要是以局部內視鏡或手術切除為主，不必接受進一步的化學治療或放射治療，根據美國的 SEER（Surveillance, Epidemiology, and End Results）資料顯示第一期的五年存活率超過九成，而零期的原位癌再切除後幾乎是百分之百可以存活。

目前我國的大腸直腸癌篩檢計畫是採取對於50-75歲之低、中風險者每兩年給與免疫法糞便潛血檢查，若陽性個案則再接著做大腸鏡來確診，從2004年開始推行，2015年國健署的資料顯示我國大腸直腸癌的發生率及死亡率均已開始下降了，可見這是一個很有效的大腸直腸癌防治政策。

罹患大腸直腸癌（高風險）的人應如何發現癌前病變及早期癌？

而高風險的人，例如前述風險評估指數大於或等於四分以上者，則可以考慮直接安排大腸鏡檢查，舉例來說，若一等親（父母）有罹患大腸直腸癌的家族史，甚至會建議提早個十年就開始進行大腸直腸癌篩檢，也就是從四十歲起開始接受大腸鏡的檢查，之後每五年追蹤一次，另外，有些家族史者經基因診斷為家族性息肉症（Familial Polyposis Syndrome, FAP）或是遺傳性非息肉症大腸直腸癌（Hereditary Non-polyposis Colorectal Cancer, HNPCC）之患者則需及早開始定期接受大腸鏡檢查，甚至FAP者需預防性大腸切除之手術，因為其罹患大腸直腸癌的比例幾乎是100%了。而HNPCC者終其一生也有80%的罹癌機率，不過所幸兩者佔所有大腸直腸癌的比例很低，約莫5%而已。此外，根據國外的文獻資料顯示潰瘍性大腸炎的患者也有比較高的大腸直腸癌風險，必須定期接受大腸鏡的檢查，一般而言約莫兩年一次即可，但是這方面在台灣目前的資料並不多，確切的風險有多高尚屬未知數。

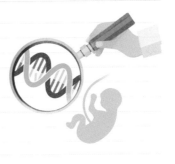

No. **高風險族群**

大腸直腸癌 - 家族史

建議提早開始進行大腸直腸癌篩檢
每五年進行一次追蹤

家族性息肉症 - 遺傳疾病

建議擁有顯性遺傳疾病的家族成員
在青春期後應要作定期篩檢

▶一旦大腸鏡檢查發現有罹患癌前病變及早期癌，該如何處置？如何追蹤？

　　若是癌前病變，也就是大家所熟知的腺瘤性息肉，則選擇以內視鏡做息肉切除，由於治療性內視鏡的進步，一般有莖型息肉可選擇簡單的息肉切除術，若扁平型息肉可以選擇黏膜切除術，萬一息肉又大又扁平也可以選擇黏膜下剝離術，而萬一是早期癌，則可以根據目前的擴大內視鏡加上染色觀察或窄帶影像（ narrow band imaging ）觀察，可以初步判定早期癌是否屬於侵犯深度僅限於黏膜層的原位癌或是淺層的第一期大腸直腸癌，以上兩者可以選擇用大腸鏡來切除治療即可，但若是判定有深層黏膜下層侵犯，則必須選擇開刀治療並檢查是否有附近淋巴組織的侵犯。

一般來說可以根據大腸鏡的發現來建議未來追蹤的方式與間隔。低風險者（例如只有一到兩顆小於一公分的腺瘤性息肉）五年至十年後追蹤大腸鏡即可，若是高風險者（例如有三顆以上任何大小的腺瘤性息肉或是至少一顆一公分以上的進行性腺瘤性息肉）則建議三年後追蹤大腸鏡，但若是大型（超過兩公分）且扁平型的息肉或早期癌經過黏膜切除術或黏膜下剝離術切除者，則為了確保第一次是否完整切除無殘留病灶，會建議於六個月至一年後就要先做第一次大腸鏡檢的追蹤，若無殘餘病灶則可以之後每三年追蹤一次即可。

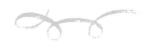

大腸鏡

治療性內視鏡的進步
能做簡單的息肉切除術
讓檢查能有效預防
大腸直腸癌的發生

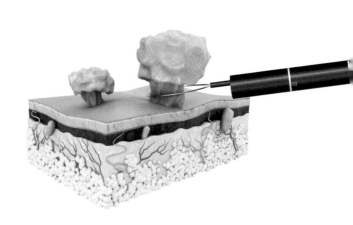

大腸直腸癌的基因檢測

黃世貝 醫師

台大醫學院
兼任助理教授

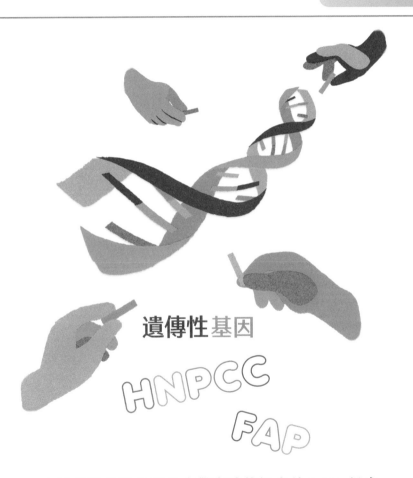

遺傳性基因

HNPCC

FAP

人體細胞的染色體是由帶有遺傳訊息的 DNA 組成，
這些 DNA 片段也就是我們所說的「基因」。

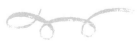

經過百萬年的演化，人類基因可以精準地調控細胞生長繁殖的功能；不幸的是，一旦基因發生變化而失控時，就可能轉變成癌細胞而嚴重威脅人體的健康。醫學研究已經發現許多可能導致大腸直腸癌的基因變異，一旦發現這些特殊突變基因，罹患大腸直腸癌的風險就可能增加！

大腸直腸癌基因檢測是由專業的基因實驗室利用基因定序（測定 DNA 序列）的方式，偵測大腸直腸癌有關的基因。由於近年來醫學研究成果快速累積，大腸直腸癌基因檢測現在已經可以應用於罹癌風險的評估、癌症的診斷與分期及治療方式與藥物的選擇。舉例來說，除了遺傳性大腸直腸癌的少數基因外，醫學研究已經找到許多特定的基因位點跟大腸直腸癌有關，大腸直腸癌患者的家屬、或家族中有多種癌症病史的家屬，可以到醫院腸胃科或健檢單位接受這種「多位點癌症風險基因檢測」，若綜合判斷自己屬於高風險群，未來應該考慮定期大腸鏡篩檢，以早期發現病灶。

細談遺傳性大腸直腸癌

如前段所述，最常見的遺傳性大腸直腸癌有兩種：遺傳性非息肉症大腸直腸癌（hereditary nonpolyposis colorectal cancer, HNPCC）和家族性腺瘤性息肉症（familial adenomatous polyposis, FAP）。有這種家族病史的人，可以接受基因檢測瞭解是否具有特定的基因變異，而帶有變異基因的人建議應該要在40歲或更早時間就開始定期篩檢大腸直腸癌。

FAP 是因為抑制癌化的 adenomatous polyposis coli（APC）基因發生變異而失去抑癌功能，他們在 20 到 30 歲、甚至更早的時候，大腸就開始長出數以百計的大腸息肉，進而演變成大腸直腸癌。如果父母之一有 FAP，下一代就有 50% 的機會遺傳到變異的 APC 基因。

HNPCC 不像 FAP 由單一的 APC 基因導致，它是由幾個不同的 DNA 修補基因突變所導致的，這些基因包括 MLH1、SH2、MSH6、及 PMS2 等。HNPCC 患者罹患其他癌症的風險也比一般人高，包括子宮內膜癌、卵巢癌、胃癌、泌尿道癌、及小腸腫瘤等。與 FAP 相同的是，如果一個人有 HNPCC 基因變異，50% 的機會將會把這個基因傳遞給下一代。

怎麼知道自己家族是否為 HNPCC 呢？以下這些情形在 HNPCC 家族中很常見，也提醒家族成員應該要接受基因檢測以瞭解自己的罹癌風險：

- 至少有三位親屬罹患有大腸直腸癌、子宮內膜癌或其他與 HNPCC 相關的癌症，並且這些親屬中至少有一位是父母、兄弟、或姐妹。

- 這些罹癌親屬有前後兩代分居的情形，例如祖父母和父母這兩代分居。

- 其中一名罹癌親屬是在 50 歲前就罹患大腸直腸癌或子宮內膜癌。

癌症治療指引－基因檢測可以幫上甚麼忙？

腫瘤細胞的基因其實也透漏著如何治療癌症的訊息。相對於致癌基因導致癌症的發生，許多醫學研究也發現，某些基因的型態也跟如何治療癌症有關，而且其中許多都是跟如何選擇治療癌症的藥物，如化學治療、標靶治療、甚至免疫治療有關。

大腸直腸癌的治療現在也常常需要癌症藥物基因檢測協助，其中最為人所熟知、具有醫學實證就是 KRAS 基因。正常 KRAS 基因的功能主要是傳遞訊息，以調節正常的增殖、分化和衰老功能，一旦發生突變，變異的 KRAS 基因就可能持續不斷刺激癌細胞，導致原本有效的抗癌藥物失去療效。例如，具有 KRAS 基因突變的轉移性大腸直腸癌對標靶治療藥物－特異性抗表皮生長因子受體（EGFR）單株抗體藥治療失去反應。因此，大腸直腸癌在選擇標靶藥物時，先檢測腫瘤是否有 KRAS 基因突變就很重要，已經有 KRAS 基因突變的大腸直腸癌患者，我們可以預期抗 EGFR 單株抗體療效不佳，因此可以考慮先行使用其他藥物治療。

基於基因醫學研究成果的累積，近年來逐漸出現一些大型癌症藥物基因學大數據資料庫，這些資料庫累積大量臨床實際個案治療療效與基因相關性的資料，可以提供腫瘤多基因檢測結果的判讀依據，進而發展抗癌藥物的基因指引。例如國際知名的 Oncomine ™ Platform（ Oncomine 平台）包含超過 700 個數

據集及專家整理過的資訊，是目前廣為使用的癌症藥物基因學研究資料庫之一。未來從這些大數據中，將會研發出更多更符合個人化治療的基因檢測工具提供醫師及病患使用。

早期偵測癌症 – 腫瘤液態切片（Liquid biopsy）的發展

2015年美國歐巴馬總統宣佈展開劃時代的精準醫學計畫（Precision Medicine Initiative, PM），這個計畫的核心就是以次世代基因定序（Next-generation sequencing, NGS）為技術平台，研究以個人化的基因醫學資訊，以研發早期偵測、精準診斷、指引治療、及照護健康等疾病防治工作的精準工具。

舉例來說，未來偵測癌症的方式不一定要做電腦斷層或內視鏡檢查，已經有醫學研究報告指出經由液態切片（Liquid biopsy）的方式，也就是利用最常見、從手臂靜脈抽血的方式，加上次世代基因定序（NGS）技術，檢查血液中微量的腫瘤 DNA（circulating tumor DNA, ctDNA），就可以偵測到腹腔內及轉移的大腸直腸癌。

隨著基因檢測技術的快速進步及大數據的累積，相信使用抽血（液態切片）檢測基因的方式作為大腸直腸癌早期偵測、診斷分期、選擇藥物的運用，不久的將來就有機會成為醫師的幫手、病患的福音。

如何預防
大腸直腸癌

曾亮瑋 醫師

輔大醫院
胃腸肝膽科

Prevention
公共衛生之
衛教宣導

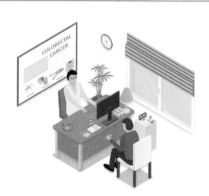

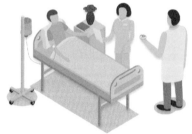

Treatment
疾病篩檢
早期診斷早期治療

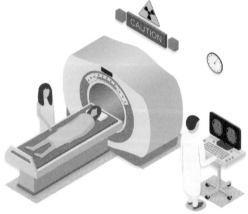

SAY NO TO 大腸癌

大腸直腸癌的盛行率越來越高，民眾由許多事件及政府的推廣下，對於大腸直腸癌的重視程度也持續提高，所謂預防勝於治療，當疾病發生後治療所耗費的醫療資源以及對病人本身的煎熬，接受治療的辛苦以及家屬所花的體力心力都是相當高的。如果能夠在罹患大腸直腸癌之前就能夠有所預防，從源頭就降低大腸直腸癌的機會，豈不是一件好事。

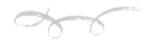

從預防大腸直腸癌的角度來說，有分成幾個面向，從公共衛生之「三段五級」預防來做分析，可以分為三個部分：初段預防為健康促進，包含促進健康跟特殊保護；次段預防為疾病篩檢，也就是早期診斷早治療；三段預防為癌症及慢性病照顧，也就是限制殘障及復健。以下就針對初段預防及次段預防做說明：

（一）可以用基因檢測來做大腸直腸癌的罹病預測嗎？

最常見的遺傳性大腸直腸癌有兩種：遺傳性非息肉症大腸直腸癌（ hereditary nonpolyposis colorectal cancer, HNPCC ）和家族性腺瘤性息肉症（ familial adenomatous polyposis, FAP ），根據研究指出，有這些家族病史的族群可以做基因的檢測來預測個人罹患大腸直腸癌的風險。

（二）如果沒有遺傳性大腸直腸癌的家族病史，還有什麼方式做檢測嗎？

針對年滿50歲至未滿75歲民眾，可以參與每2年1次，國家衛生福利部國民健康署的四癌篩檢，其中糞便潛血檢查就是為了做大腸直腸癌的篩檢。若有糞便潛血陽性反應，有一半的人會有息肉的問題，五分之一的人會有大的息肉，二十個人會有一個人有大腸直腸癌的機會。因此，若有糞便潛血陽性反應，則建議要進一步接受大腸鏡的檢查。

（三）那些情況會容易有大腸直腸癌的產生？該怎麼吃可以降低大腸直腸癌的機會呢？

根據美國癌症協會報導，體重過重或是肥胖的人，尤其是腹圍大的人就會有較高的機會得到大腸直腸癌。如果保持運動的話，尤其是中強度到高強度的運動，則會降低罹患大腸直腸癌的機會。

此外，有抽煙喝酒習慣的人，也都是罹患大腸直腸癌的危險族群。

越來越多研究指出，多吃蔬菜水果高纖維食物及穀類，會降低發生大腸直腸癌的機會，然而如果常吃紅肉

（例如：牛肉、豬肉、羊肉等）或是加工的肉品（如：熱狗、香腸等）則會導致大腸直腸癌發生的機會上升。

（四）如果服用某些藥物、鈣質或是營養素可以預防大腸直腸癌的產生嗎？

有些研究指出，服用含有葉酸的綜合維生素可能降低大腸直腸癌的產生，但是也有些研究的結果懷疑葉酸也可能會讓腫瘤成長，因此這部分的結論還有待進一步的研究才能確定。

有些報導指出，維生素 D 也會降低大腸直腸癌的產生，不過大部分的維生素 D 都是藉由接觸陽光而產生，但是若為了要預防大腸直腸癌而增加陽光的曝曬，則反而有增加皮膚癌的風險，因此大部分的專家都不建議如此的做法。

至於鈣質的攝取，有些研究覺得會增加大腸直腸癌的風險，但是有些研究覺得不會。但是對於男性來說，過多的鈣質攝取有可能會增加攝護腺癌的風險，

維生素 D

適度的
接觸陽光

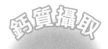

鈣質攝取

男性需注意
鈣質的攝取量

因此美國癌症協會也不建議從增加鈣質攝取來減低大腸直腸癌的風險。有些研究顯示，攝取含有高鎂的食物有可能會降低大腸直腸癌的風險，特別是女性的族群，不過也有待進一步的研究。

有許多研究指出，抗發炎的藥物，例如阿斯匹靈（aspirin）或是非類固醇抗發炎藥物（Non-steroidal anti-inflammatory drugs, 簡稱 NSAIDs）都可以降低大腸直腸癌及大腸息肉的發生，但是使用這類的藥物會有可能有出血、腸胃潰瘍、腸胃不適等副作用。因此，若非大腸直腸癌的高危險群，一般來說不建議用這些藥物來預防。但是若是因為年紀大，高心血管風險的病人正在服用阿斯匹靈作預防心血管疾病，也會對於大腸直腸癌有預防的作用。

對於停經的婦女接受荷爾蒙療法，在降低大腸直腸癌的機會是有幫助的。但是對於單獨使用雌激素或是使用雌激素合併黃體素的方式哪一個較好，目前尚未有定論。不過，荷爾蒙療法也會增加乳癌及心血管疾病的風險，因此利害權衡之下，也不特別建議使用荷爾蒙療法來預防大腸直腸癌。

另外，應該保持良好的運動習慣，避免過重或是肥胖，戒除抽菸及喝酒的習慣，多吃蔬果均衡飲食，少吃紅肉及加工的肉品都可降低大腸直腸癌的發生。至於是否長期服用阿斯匹靈或是非類固醇抗發炎藥物，或者某些維生素來預防大腸直腸癌，需要與醫師討論之後才作決定。

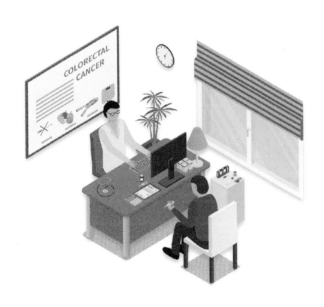

糞便潛血反應

張立群 醫師
台大醫學院內科
臨床助理教授

什麼是糞便潛血檢查？

糞便潛血檢查和大腸鏡都是全世界用來篩檢大腸直腸癌的第一線工具，目前台灣就是採用糞便潛血檢查當做第一線篩檢的檢查。因為糞便篩檢的效果良好，從2004年開始，在台灣進行全國性篩檢後，約花了五年的時間，就讓參加篩檢民眾的大腸直腸癌死亡率和從未參加篩檢民眾比較，下降了約10個百分點。由此可以知道參加大腸直腸癌篩檢的重要性，以及糞便潛血檢查的效果。

為什麼糞便潛血檢查可以檢查出大腸直腸癌與癌前病變？

在大腸直腸癌的形成過程中，多半是從正常腸黏膜先長出小息肉，小息肉變大之後便成為大腸直腸癌，整個過程依不同的致癌機轉，可能需要3-8年的時間。

息肉和大腸直腸癌都是屬於腫瘤組織，組織通常比較鬆散，表面的血管也比較豐富，因此，當糞便在大腸裡通過息肉或大腸

直腸癌時，糞便與腫瘤之間產生摩擦，造成腫瘤出血，血液會伴隨著糞便排出腸道。因此，我們就可以藉著檢驗糞便有無潛血反應，間接診斷是否可能罹患大腸息肉或大腸直腸癌。

糞便潛血反應有幾種檢驗方法？各有何優缺點？

根據檢驗方法，糞便潛血檢查可以分為化學法與免疫法兩類。化學法是過去篩檢大腸直腸癌的主流，主要偵測對象為侵襲性大腸直腸癌，對於癌前病變或早期癌的敏感度不佳。此外，因為其偵測的標的物為糞便中血紅素的分解產物，檢驗的原理是利用氧化還原反應，因此化學法在收集檢體前必須進行嚴格的飲食與藥物控制，以免造成偽陽性或偽陰性的結果。又因為其單一次的敏感度較低，因此必須採取多次糞便樣本送件。

反觀，免疫法因為偵測標的物為糞便中的人類血紅素，因此即使食物中有來自動物的血紅素或是具有氧化還原作用的成分，也不會影響檢查結果，而且單一次採樣就可以達到相當的效果。此外，免疫法對於下消化道的出血有非常好的專一性，因為上消化道出血產生的血紅素經過消化液作用，到了下消化道就已經被分解，因此免疫法作為作大腸直腸癌篩檢的工具是非常理想的。

對於全體大腸直腸癌，免疫法的敏感度約為79%，如果只看第二期至第四期的大腸直腸癌，免疫法的敏感度幾乎是接近100%。台大醫院的研究顯示，免疫法對於癌前病變——進階性腺瘤的敏感度約30%。雖然免疫法對於癌前病變的敏感度仍然不夠

好，但是已優於化學法。近年也有研究發現：用化學法來篩檢大腸直腸癌所產生的一間隔癌風險，比免疫法發現的大腸直腸癌還多，這是一個必須正視的問題：我們要挑選一個好的篩檢工具，以期能將篩檢的效益發揮到最大。

如何作糞便潛血反應的檢查？
一旦檢查結果為陽性，下一步該怎麼辦？

以免疫法的糞便潛血檢查為例，目前需要做大腸直腸癌篩檢的對象，無論男女都是從五十歲開始，每兩年接受一次糞便篩檢檢查。接受糞便檢查前，不需要調整飲食或藥物，請依照說明書的指引完成採檢，然後在避免日照的狀態下，盡快將收集的糞便檢體送回檢驗單位。一旦糞便潛血檢查呈現陰性，此階段篩檢即告一段落，等待兩年後再接受篩檢。若檢查呈現陽性，先不用緊張，糞便潛血陽性並不代表就是得到大腸直腸癌，一般而言，一百位糞便潛血陽性的民眾，約有五位是大腸直腸癌，約四十位是大腸腺瘤，其他五十五位則可能是痔瘡、發炎或是偽陽性。為了釐清到底是什麼原因造成糞便潛血陽性，糞便潛血陽性的民眾，就必須接著接受大腸鏡檢查，才能知道造成潛血陽性的原因，也才能進一步接受適當的處置，目前台灣糞便潛血陽性民眾，轉介大腸鏡的比例約六至七成，仍然未竟理想，未來需要針對醫師與民眾提供更多相關的訊息，以期可以再進一步提高轉介大腸鏡的比例。

免疫法糞便檢體採集步驟

Step. 1

請先在標籤上清楚寫上
姓名等資料

※ 請務必寫上
採便的日期與時間

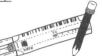
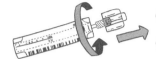

1. 旋轉瓶蓋
2. 向上拔開

Step. 2

若糞便檢體刮取太多
可能無法得到
正確的檢驗結果

刮取量約將刮取溝槽
完全覆蓋即可

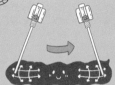
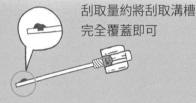

如圖示在整條糞便上以輕劃方式刮取檢體

Step. 3

插入後,將蓋子用力押緊
有『喀』一聲才有蓋緊

※ 插入後請不要再拔開

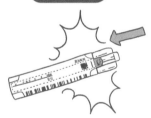

放入採便管專用塑膠袋
交給收取檢體的人員

※ 保存在陰涼的場所

注意事項:

- 請先在標籤上寫上姓名、年齡以及採便日期。
- 請按照上圖所示方式採取檢體,採完後放入綠色塑膠袋中,交付前應存放於避光陰涼的場所。
- 請勿將管瓶中的液體倒出、或任意於瓶中加水。
- 糞便過硬時可加水弄濕,待其軟化時再以採便棒刮取。若遇水便情形不易採樣時,請改日再取。
- 遇痔瘡出血或女性月經期間,請暫停採便檢體。
- 使用座式馬桶時,為避免糞便掉入水中不易採樣,請往前坐或反坐。並在便器內斜面上先鋪上衛生紙以方便採集。

05

無痛大腸鏡

龔家騏 醫師

輔大醫院
麻醉科主任

「無痛大腸鏡」的目的是為了降低因為擔心檢查時的疼痛，不敢接受檢查而延誤了早期發現早期治療的黃金時段。

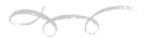

　　「無痛大腸鏡」，顧名思義就是在做大腸鏡檢查時，不會讓你有疼痛難耐的感覺，可以很舒服的、小睡一覺的，在醒來的時候就完成檢查的一種方式。此無痛又舒眠的方式需要靠「靜脈式全身麻醉」，也就是說「無痛大腸鏡」就是「在靜脈式全身麻醉下，進行大腸內視鏡檢查及處置」的一種醫療行為。

　　「靜脈式全身麻醉」是屬於全身麻醉的一種，意思就是從靜脈注射麻醉相關鎮靜、止痛的藥物，讓身體處於控制下穩定的呼吸、血壓和心跳，進一步達到沒有知覺，沒有痛覺，反射降低的睡眠狀態。給予藥物劑量的多寡，會根據年紀、體重、身體狀況、和手術相關的刺激強度做調整，當檢查或手術結束時，停止藥物注射，身體感覺和意識就會慢慢恢復正常。「靜脈式全身麻醉」和開腦、切肝等侵入性手術時所需要的「氣管內管插管式

全身麻醉」比較起來，雖然可達成的控制下麻醉強度弱了許多，但由於大腸內視鏡檢查及處置在過程中所造成的疼痛不適感，比起開腦、切肝等侵入性手術引起的疼痛相對輕微許多，因此「靜脈式全身麻醉」已足以應付大腸內視鏡各種處置所引起的疼痛刺激，能讓受檢者輕鬆的完成檢查。

　　大腸內視鏡檢查是將長約170公分內視鏡自肛門口插入，並慢慢進入大腸內，檢查整個大腸的情況，看看是否正常，有無潛在病灶。在檢查過程中會發生疼痛的原因有氣體造成的脹痛、內視鏡在經過腸道轉折處與腸壁摩擦時產生的類似絞痛感、息肉切片處置時的刺痛等。當疼痛劇烈，讓人難以忍耐時，身體會不正常的扭動，如此情況下，不僅影響檢查進行，甚至會造成偶發性內視鏡腸穿孔的風險。因此，選擇使用「靜脈式全身麻醉」給予適當的鎮靜及止痛藥物的「無痛大腸鏡」是需要的。

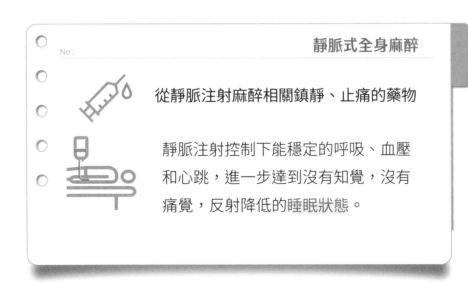

靜脈式全身麻醉

No :

從靜脈注射麻醉相關鎮靜、止痛的藥物

靜脈注射控制下能穩定的呼吸、血壓和心跳，進一步達到沒有知覺，沒有痛覺，反射降低的睡眠狀態。

使用「靜脈式全身麻醉」作「無痛大腸鏡」時，受檢者需要配合的有：檢查前6小時要禁食（含開水、藥物、口香糖、檳榔）；依醫師指示停止服用抗凝血劑（如阿斯匹靈、保栓通等）；檢查當天請勿自行騎機車及開車，以免發生交通事故；務必有家屬或朋友陪同前來受檢。在流程上，受檢者在報到後，會接受麻醉諮詢，麻醉科醫護人員會詢問受檢者過去相關病史，過敏史，藥物史等決定是否可以接受靜脈式全身麻醉；當檢查開始時，會先為受檢者打上點滴，接上量測血壓、心電圖、血氧飽和度以及呼吸狀態等生理監視器，然後經由靜脈注射來給予鎮靜與止痛藥物，使受檢者慢慢中進入昏睡狀態，當身體處在鬆弛的狀態下，腸胃科醫師開始執行檢查。整個過程都會有麻醉醫護人員持續監測受檢者的生命徵象，以確保受檢者在安全的情況下接受詳盡的檢查。通常檢查約在30分鐘以內，經由靜脈注射給予的鎮靜與止痛藥物劑量較低，因此很快就可以恢復感覺，多數人大約休息30~40分鐘即可下床正常活動。

　　使用「靜脈式全身麻醉」作「無痛大腸鏡」時，一般而言是相當安全的，會造成的副作用或併發症很低，最常見的是噁心、嘔吐，比較嚴重的有吸入性肺炎，腸穿孔等（但比率小於1%）。原則上，除了最近6個月內有心肌梗塞者、嚴重心律不整者、洗腎患者、肺功能差者、經過麻醉諮詢後，判定風險屬於麻醉分級（ASA）三級以上有需住院觀察者以外，一般民眾皆可以在接受「無痛大腸鏡」時使用「靜脈式全身麻醉」，重要的是，事先和腸胃科及麻醉科醫師討論，並充分告知過往病史。

另外特別需要提醒的是，在接受「無痛大腸鏡」麻醉甦醒後，嚴禁自行開車或騎機車回家，最好有家人或朋友陪同受檢以策安全。據國外文獻報導，有患者在一日手術中有給予鎮靜、止痛藥物，手術後，於恢復室觀察時講話、反應、走路、意識狀態都和正常時一樣，但在獨自駕車返家時發生嚴重車禍造成四肢癱瘓的悲劇。因此，麻醉甦醒後，最好有家人或朋友陪同一起返家，若是真的無人陪同，選擇坐計程車或大眾運輸工具是比較好的方法，否則發生事故，真的會遺憾終身。

　　由於飲食西化，大腸直腸癌的發生率節節高升，發生年齡層緩緩下降，癌症已經不是老年人的專利了。大腸鏡的檢查已是早期發現大腸直腸癌最直接的武器，而「無痛大腸鏡」所使用「靜脈式全身麻醉」是降低檢查時疼痛最有效的方法。

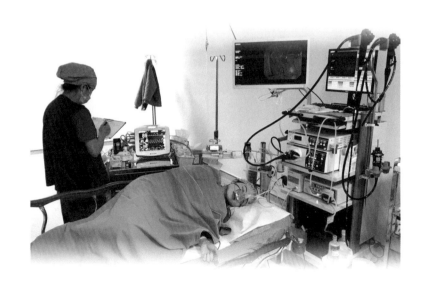

醫師我想問！

大腸鏡前服用低渣飲食有助於發現更多大腸病變？

低渣飲食可以讓我們的腸道清得更乾淨，自然就可以發現更多大腸病兆。在接受大腸鏡檢查之前有許多需要注意的準備工作，而其中「清腸」就是最重要的一個環節，既然都要接受檢查了，就要讓整個腸道乾乾淨淨地接受醫師徹底檢查，如果是因為糞便沒清乾淨以致於遮住了潰瘍、息肉或癌等病徵，整個檢查就失去了它的意義。因此，一般建議在檢查前2~3天開始，就可以改食用白稀飯、白吐司、麵條、豆腐、蒸蛋、以及去筋、去皮雞肉和魚肉等。另外像是無渣飲料的運動飲料、汽水，不加蔥蒜的湯麵、無油清湯也是可食用的。至於檢查前1天，可吃白吐司、白稀飯、白饅頭等食物，過午後就食用代餐包，不再食用固體食物，並且只能喝無渣流質水分。另外清腸藥的服用與飲水也相當重要，如同家裡的馬桶需要足夠的沖水量才能將汙漬清乾淨，清腸也是一樣，因此服用完清腸藥後一定要多喝水；不過，患有心臟疾病、洗腎的患者，在不宜過度進水的情況下，可以依照醫師指定使用清腸藥，並搭配適量飲水來清腸。

白稀飯

白吐司

白饅頭

海綿蛋糕

白麵線

豆腐乳

去皮的魚肉

蒸蛋(無加料)

SAY NO TO 大腸癌

低渣飲食

周莒光 醫師

嘉義基督教醫院胃腸肝膽科

駱菲莉 副教授

輔仁大學營養科學系主任

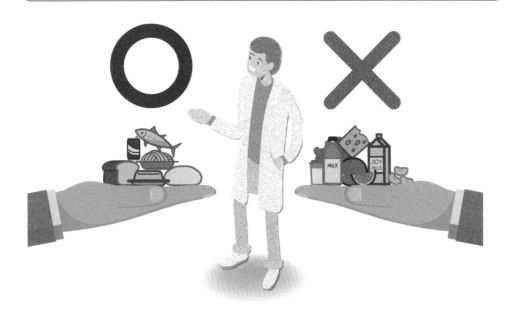

低渣飲食 Food 〇✕ choices 大腸健康飲食

什麼是低渣飲食？該怎麼吃？

　　由於人體大腸本身是充滿糞便的，在大腸鏡鏡檢前，必須要將在大腸裡面的糞便清乾淨，才能進行大腸鏡檢查，檢查醫師也才有辦法完整看到大腸黏膜。如果大腸內部清得不夠乾淨，糞便

會遮住大腸黏膜，就看不到病灶，而檢查的意義會大打折扣。清腸的準備包含兩大部分：首先是飲食調整，其後是服用清腸藥水。飲食調整是透過由檢查前1至3天，攝取低渣飲食，避免攝取到食物中的纖維質，可以減少糞便的總量以及其中的渣塊，讓醫師進行大腸鏡檢查時，可將大腸內部完全看清楚。再者受檢者要遵從醫師指示把清腸藥水喝完，讓藥水把腸道清洗乾淨，檢查過程才能順利進行。

然而受檢者往往不容易落實低渣飲食，原因包含：各醫院對低渣飲食的介紹可能不像喝清腸藥水那麼明確，要注意的事項較為繁雜，各家醫院之間的飲食衛教也有些微不同等等。事實上，做大腸鏡檢查前，採行低渣飲食是相當重要的。台大醫院的研究指出，做腸鏡檢查前吃高纖食物的人，相較於配合攝取低渣飲食的人，清腸失敗率高出6倍之多。

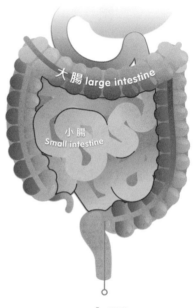

胃
將食物成分分解

小腸
吸收營養素

大腸 large intestine

小腸
Small intestine

大腸
經細菌發酵
吸收發酵產物

無法吸收的成分
稱為『渣』

因此做大腸鏡檢查前，攝取低渣飲食方面的配合度不足，是台灣清腸失敗的主要原因。以大腸鏡執行醫師的角度而言，檢查前沒有確實進行低渣飲食，會造成的腸道內有大型的食物殘渣，例如：高麗菜塊、玉米粒、香菇片等等。這些殘渣無法被大腸鏡清洗抽吸掉，並且會塞住大腸鏡，不僅會干擾檢查的視線，還可能造成檢查的困難，以及設備故障。

什麼是低渣飲食？該怎麼吃？

人們攝取食物後，食物成分經過口腔牙齒的咀嚼、胃腸蠕動時的機械式研磨力量，加上消化酵素的化學作用，會將食物成分分解，營養素在小腸吸收。完成營養吸收進入大腸的消化不完全食物成分，部分會經由大腸內細菌發酵，有些發酵產物可以由大腸吸收；無法吸收的成分就是所謂的「渣」（residue）。「渣」的成分大部分來自蔬菜水果的膳食纖維，其餘還有未消化完全的食物殘渣、腸道微生物、分泌物，及腸道表面脫落的細胞。這些物質構成糞便的成分。

由於植物性食物的膳食纖維是構成「渣」（residue）的主要成分，因此低渣飲食主要目的是要減少膳食纖維的攝食，特別是顏色深、有細小種子的蔬果，例如：深綠色、深紫色葉菜、芭樂、火龍果等。人們的腸胃道蠕動速度、食物質地軟硬度、消化速度不同，以致有些非蔬菜水果類的食物也可能是大腸中殘渣的來源。可以產生殘渣的食物廣泛存在於各類飲食中；特定

食物烹調方式也會讓軟質食物產生難消化的殘渣。例如：牛奶是液態食物，但其中的酪蛋白與胃酸形成的乳凝塊較難被消化，因此乳品與起司都在禁食之列；豆腐本是柔軟的食物，採用蒸煮的豆腐在可食之列，炸過的豆腐外表有些較硬脆或有韌性的外皮，在通過腸道所需的時間較長，不易被完全消化，可能在大腸以渣的形態出現，所以列在禁食項目中。

各醫院有關大腸鏡檢查前做清腸道準備的低渣飲食衛教資料，會針對可食用與須忌口的食物種類、烹調方式羅列成清單，教導受檢者正確食物選擇。然而這些資訊對於不熟悉食物名稱、不善烹飪的民眾而言，可能會令他們感到混淆。民眾可以謹守的最重要原則為避免食用青菜、水果、全穀等高纖食物與各種油炸食物，盡量只吃以蒸煮與清烤方式烹調的白肉、白稀飯、白吐司等食物，就能符合低渣飲食的基本要求（圖一與表一）。

檢查前應該吃幾天的低渣飲食呢？目前各醫院的規範不同，原則上是至少一天，但大多數醫院建議進行二到三天的低渣飲食控制。低渣飲食並不是清淡飲食，低渣飲食可以加鹽、可以吃肉，正確的吃可以吃飽、吃得開心；但前提是不能誤食纖維，否則前功盡棄。

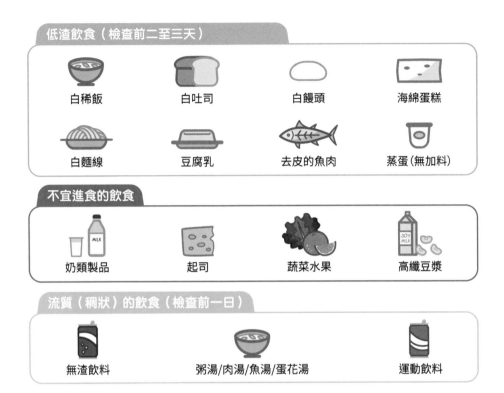

圖一 大腸鏡檢查前低渣飲食建議圖

低渣飲食（檢查前二至三天）

白稀飯　白吐司　白饅頭　海綿蛋糕

白麵線　豆腐乳　去皮的魚肉　蒸蛋（無加料）

不宜進食的飲食

奶類製品　起司　蔬菜水果　高纖豆漿

流質（稠狀）的飲食（檢查前一日）

無渣飲料　粥湯/肉湯/魚湯/蛋花湯　運動飲料

低渣飲食和大腸健康飲食有什麼不同？

　　由於台灣的飲食富含蔬菜，寶島水果種類又豐富繁多，高達三分之一的患者在控制飲食的過程中會誤食到纖維。一般民眾也常有一個誤解：以為做大腸鏡之前要吃「健康飲食」。所謂「對大腸健康的飲食」是高纖維少肉的。反之，為了大腸鏡檢查必須要吃「低渣低纖」的飲食，恰巧與維護大腸健康的飲食相反。受檢者應在檢查完後，再依照醫師指示恢復健康的飲食。為了成功地完成大腸鏡檢查，請受檢查者專心聆聽檢查前的衛教，確實執行低渣飲食，以讓大腸鏡檢查順利完成。

表一 低渣飲食可食與忌食食物項目

食物種類	可食	忌食
奶類 及其製品		各式奶類及其製品
肉、魚類	**去皮、筋的嫩肉** 如：絞碎、剁碎、煮爛的 瘦肉、家禽、魚等。	未去皮、筋的肉、魚類及 油炸、油煎的肉及魚類。 雞胗、鴨胗、牛筋。
蛋類	**除油炸、煎外** 其它各種烹調法製作之 各種蛋類。	煎蛋、荷包蛋、 滷製太久的硬蛋。
豆類 及其製品	**加工精製的豆製品** 如：豆漿、豆腐、豆花、 豆干等。	油炸過的豆製品及 未加工的豆類 如：黃豆、綠豆、紅豆等。
全穀 根莖類	精製的穀類及其製品 如：米飯、麵條、吐司等。	全穀類及其製品 如：米糠、糙米、麥麩、 　　燕麥、玉米、全麥麵包、 　　黑麵包、麩皮麵包等。 根莖類食品 如：甘薯、芋頭等。
蔬菜類	各種過濾過的 蔬菜汁、嫩的葉菜類、 去皮子的成熟瓜類、菇類。	粗纖維多的蔬菜 如：竹筍、芹菜等； 　　蔬菜的梗、莖及 　　老葉未烹調的蔬菜。

食物種類	可食	忌食
水果類	各種過濾過的果汁；纖維含量少且去皮、籽的水果，如：木瓜、哈密瓜、釋迦、新世紀梨、蓮霧、西瓜、香瓜、枇杷、荔枝、龍眼、香蕉等，以及罐頭水果等。	未過濾果汁及含高纖維的水果如：棗子、黑棗、蕃石榴。
油脂類	各種植物油、動物油及其製品。	堅果類如：腰果、花生、核桃、杏仁、栗子等。
點心類	清蛋糕、餅干。	加水果、核果、椰子粉、芝麻及忌食食物做成的餅干、蛋糕及派；油膩過甜的點心如：沙其瑪、綠豆糕、八寶飯等。
其他		刺激性調味品如：辣椒、大蒜、胡椒等；油膩、調味太重的湯；加果粒的果醬；蜜餞等。

06

低渣餐包

周莒光 醫師
嘉義基督教醫院胃腸肝膽科

駱菲莉 副教授
輔仁大學營養科學系主任

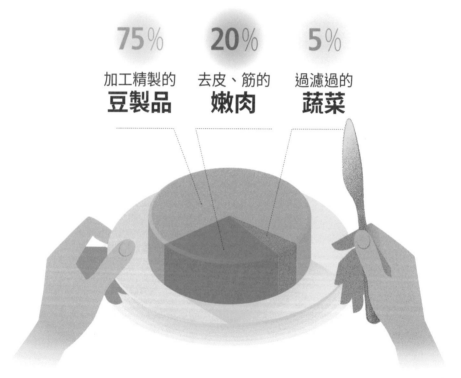

75%
加工精製的
豆製品

20%
去皮、筋的
嫩肉

5%
過濾過的
蔬菜

長久以來為了做大腸鏡前的低渣飲食準備，醫師往往會遭遇幾個問題：由於目前民眾外食比例甚高，餐廳為了製作方便、滿足大多數顧客的喜好，提供的飲食有許多油炸與重口味的選擇，很難符合低渣飲食的標準，更沒有餐廳會準備低渣飲食套餐。在會開伙的家庭中，無論人數多寡，不可能為了一個人要

檢查，全家吃低渣飲食。面對自己挑選食材、準備低渣飲食的麻煩，很多受檢者索性不吃或者亂吃，因而影響到檢查。有鑒於此，我們開發了適合國人服用的低渣餐包。

低渣餐包裏面有什麼成份？要如何服用這種低渣餐包？

一般正常飲食一天的膳食纖維建議攝取量是25公克，低渣飲食的膳食纖維含量設計在4公克以下。雖然大腸中殘存的「渣」主要來自膳食纖維，但有些食物選項、油炸的烹調方式，會讓原本柔軟的食物產生難消化的「渣」。

低渣飲食餐包的食物份量比起平日飲食可能較少，主要是為了讓腸道能消化完食物、得到需要的營養、有機會休息，但沒有食物渣的殘存。檢查前一晚的晚餐是份量較小的清粥。由於晚餐後不久即將服用清腸藥，少量進食可讓食物完成消化吸收後才進行清腸，同時喝清腸藥與大量喝水時，胃部不致於過度飽脹而難受。如果檢查前一晚的晚餐吃得很多，食物消化進行較慢，可能在第二天進行檢查時，才進入大腸，可能造成檢查上的困擾或失敗。

低渣飲食餐包是將合宜的低渣飲食做成殺菌軟袋，經過高溫高壓滅菌，又稱為軟罐頭，可以在室溫保存。餐包有足夠的熱量，含有極低的纖維，可以直接取代各餐所需的飲食。當需要時，可以把調理袋隔水加熱、放入電鍋中蒸，或者是拆開放入容器中微波，即可享受熱騰騰的一餐。相較於自行準備低渣飲食，使用低渣飲食餐包進行清腸準備的過程相對簡便。

吃了低渣餐包接受大腸鏡檢查時，裏面的殘留糞便可以明顯減少嗎？

研究指出，使用低渣餐包的人幾乎不會誤食到含有高纖的飲食；而自己準備低渣飲食的人有高達33%會誤食到高纖食物，因此自己準備低渣飲食的人會因為吃錯了食物會造成清腸效果不佳，而影響大腸鏡檢查結果。吃低渣餐包的人感覺很輕鬆，在大腸鏡檢查前幾天只吃餐包就好，很容易理解，普遍表示未來願意再使用餐包進行大腸鏡篩檢。但自己準備低渣飲食的人，面對如何落實低渣飲食，在便利超商或是自助餐便當裡找到低渣食物吃，其實是困難得多。

吃了這種低渣飲食餐包在大腸鏡檢查前，是否就不用再服用清腸藥水了嗎？

這是錯誤的想法。低渣飲食餐包可以從檢查前2天起，幫助大腸內的殘渣盡量降低。大腸鏡檢查前，還是要喝清腸藥水配合喝大量的水。吃了低渣餐包僅是減少糞量以及成塊糞渣，大腸裡面的糊便仍要透過喝水去沖洗出來。一個完整的清腸準備包含飲食控制，不論是自己好好的配合服用低渣飲食或者是直接採用低渣飲食餐包，還要加上喝清腸藥，喝大量的水洗腸，這兩個部分都要做好，才能確保有好的清腸效果。

SAY NO TO 大腸癌

低渣飲食餐包除了在做大腸鏡檢查前，為了做清潔腸道的準備需要食用之外，若有進行腸道手術（如結直腸肛門手術）的病人，在其手術前後過渡期，也須採用「低渣飲食」，以減少排便的頻率與體積，使腸胃道獲得充分的休息，有助於促進傷口復元。大腸直腸癌的發生率在男性國人排名第一、女性第二。拜大腸直腸癌篩檢之效益，罹病與死亡人數逐年開始減少。大腸鏡篩檢的成功有幾個決定因素：檢查前低渣飲食配合度、完整服用清腸藥、檢查過程順利滿意、有信心並願意定期檢查。安全、方便、營養正確且兼顧美味的低渣飲食餐包，可以幫助民眾輕鬆做好檢查前的清腸準備，讓每次檢查都是個成功的經驗。

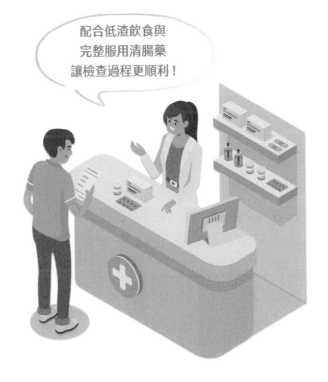

07

清 腸 藥

李輔仁 醫師

輔大醫院
胃腸肝膽科主任

大腸鏡檢查前，需要先服用清腸藥，
將所有殘留在大腸內的糞便或殘渣全部清洗乾淨，
之後大腸鏡檢查時才能觀查清楚整個大腸直腸。

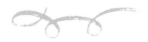

　　所謂要有好的檢查結果，就必須在檢查前做好完善的準備。大腸鏡的檢查更需要如此。因為我們的大腸平常就有許多的大便在腸子內，如果這些大便沒有清乾淨，就算有更好的檢查技術，最好的儀器，一樣無用武之地。因為有許多大腸黏膜病變如大腸息肉甚至大腸直腸癌都會被殘餘的大便所遮蓋。由此可見，檢查前完善的清腸有多重要。目前在醫院或診所常用的清腸藥物包括等張性藥物如 PEG-ELS，高張性藥物如 Sodium phosphate 及最新的雙重作用機轉（刺激性加高張性）藥物如 Picosulfate 加上 Magnesium Citrate 複方的三大類藥物。三種藥物的效果相當，但在選擇上仍有一些情況需要考慮，將敘述如下：

1. 等張性藥物 PEG-ELS
（耐福力散，刻見清，腸見清）

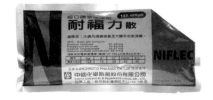

耐福力散

　　主要原理是藉著 PEG 非吸收溶劑在大腸內作用，由於是等張性溶劑，所以體內的水分與血中的電解質理論上是不會有重大變化。對於老年人或患有心臟或腎臟病的患者相對比較安全。但由於是等張性藥劑，所以必須攝取大量藥液，一般最少必須服用2000毫升的藥液才能達到理想的清腸效果。也由於必須服用大量藥液，常有病人因服用藥液過多而產生噁心甚至嘔吐。若有此情形發生，會建議病人每次大概喝150-200毫升左右的藥液，分階段在兩小時內喝完。若是清腸藥口味不佳，可酌量加入有甜味的低渣飲料以改善清腸藥口味。近來也有些 PEG 清腸藥加入水果味道，讓病人接受度增加。

2. 高張性藥物（佛利特護舒達口服液）

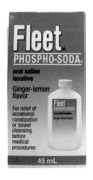

佛利特
護舒達口服液

　　利用服用高張性溶液將體內的水分進到大腸，使腸道加以清潔。其優點在於不用喝太多藥水，且可以沙士、可樂…等甜冷飲稀釋，但仍需多補充水份。由於是高張性溶液會使得體內電解質產生變化，不適合用於有心腎功能不全或年紀大患者。

第三章　發現大腸癌

3. 雙重作用機轉藥物（保可淨散劑）

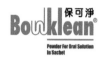
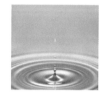

保可淨散劑

　　利用刺激性加高張性瀉劑雙重協同作用，讓清腸效果更好，副作用更少。保可淨最大特點是喝的藥量最少，口感佳（檸檬清甜口味），病人接受度高，較前一代的佛利特護舒達口服液安全性佳。但是，對於年紀大或心臟功能不全等，容易脫水的患者，使用上仍需注意。

如何選擇適合的清腸藥？

　　清腸藥的選擇應考慮清腸效果佳，且對病人安全性高的藥物。當然在清腸準備時必須喝下大量的水份以及藥物本身的口感與味道，對病人來說，並非所有人都能夠完全依指示喝完清腸藥，國外文獻也指出，清腸準備的不舒服是病人未能接受大腸鏡檢的原因之一。因此醫師必須根據病人的身體狀況為病人開立有效又安全的清腸藥，同時也要認知清腸的重要性。唯有良好的清腸效果，才能有優質的大腸鏡檢，也才能達到及早發現大腸腺瘤型息肉，將其移除，以減少大腸癌之發生。另外，可以向醫師尋求口味較佳的清腸藥，或加入一些有甜味的清流飲料來改善口感。

清腸藥	PEG-ELS 耐福力散、刻見清、 腸見清	佛利特 護舒達口服液	保可淨 散劑
作用 機轉	**等張性藥物** （Isosmotic agent）	**高張性藥物** （Hyperosmotic agents）	**雙重作用機轉藥物** (Stimulant and Hyperosmotic agents)
優點	對老人或 有心臟腎臟疾病的 患者較安全	不用喝太多藥水， 且可以用沙士、可 樂⋯等甜冷飲稀釋	喝的藥量最少，口 感佳(檸檬清甜口 味)，安全性優於佛 利特護舒達口服液
缺點	口味不佳， 需服用大量藥液， 接受度低	易造成電解質不平 衡，水份流失，對 老人或有心臟腎臟 疾病的患者應避免 使用	對於年紀大或心臟 功能不全等，容易 脫水的患者，使用 上仍需注意
如何 使用	檢查前6-8小時服 用，一包藥粉泡 2000毫升的水， 每次喝150-200毫 升，儘量在2小時 內喝完，口味不佳 可以酌量加一些低 渣甜飲。	檢查前一晚及當天 早上各喝一次，一 瓶45毫升，服用時 一瓶加入240-360 毫升的水或無渣甜 飲，喝完藥水後要 再補充500毫升以 上的水。	檢查前一晚及當天 早上各喝一次，第 一包藥粉加入150 毫升的水在檢查前 一天喝完所有藥 水，喝完的2-3小時 內分次補充250毫 升的水至少八次(即 至少2000毫升)， 第二包藥粉一樣加 入150毫升的水在 檢查當天喝完，喝 完之後分次補充250 毫升的水至少二次 (至少500毫升)。

08

大腸鏡檢查

張立群 醫師

台大醫學院
內科臨床助理教授

細談大腸鏡檢查

　　大腸鏡檢查對於防治大腸直腸癌具有多面向的功能。傳統上，大腸鏡檢查只是診斷大腸直腸癌的工具，醫師將大腸鏡放至患者的腫瘤處做完切片後，將組織送去病理化驗，便完成了診斷的任務。然而，隨著大腸鏡技術的改良與演進，內視鏡醫師可以利用大腸鏡進行內視鏡治療，切除息肉或癌前病變，達到預防大腸直腸癌的功能。另外，也可以利用內視鏡手術切除早期癌，達到治癒早期大腸直腸癌的效果。根據美國國家息肉研究群（National Polyp Study）的研究報告顯示：大腸鏡檢查合併息肉切除術可以同時降低大腸直腸癌的發生率與死亡率。因此，大腸鏡檢查具有預防與改善大腸直腸癌的效果。隨著內視鏡手術的持續發展，內視鏡醫師可以利用大腸鏡執行內視鏡黏膜切除術（endoscopic mucosal resection, 簡稱 EMR）或是內視鏡黏膜下剝離術（endoscopic submucosal dissection, 簡稱 ESD）來切除大型的大腸直腸腫瘤以及部分的早期大腸直腸癌，可以減少病人接受外科手術的機會。

醫師執行大腸鏡檢查術前、術中、術後應注意那些事項？

● 術前準備

操作內視鏡的醫師在執行大腸鏡檢查前務必充分告知檢查的適應症與目的。大腸鏡檢查並非沒有風險，光是診斷性的腸鏡檢查，就有產生腸穿孔或是出血的風險，整體發生率約在千分之一到三左右，如果合併執行治療性內視鏡，則可能出現腸穿孔、出血、發燒、感染的風險，發生機會約百分之三到九。其他相關問題，例如是否需要接受麻醉與暫停相關藥物等問題，可與醫師確認。

● 服用低渣飲食的狀況（低渣飲食建議）

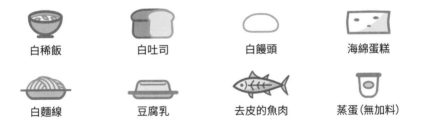

白稀飯　白吐司　白饅頭　海綿蛋糕

白麵線　豆腐乳　去皮的魚肉　蒸蛋(無加料)

● 清腸藥水

是否正在服用什麼藥物？檢查之前是否需要停藥？應該停藥多久？

由於檢查當天不能進食，如果有服用糖尿病藥物，檢查當天

應該暫停降血糖藥物。降血壓藥物則不需要停止，檢查當天仍可服用。具有抑制凝血功能的藥物，會增加內視鏡治療術中與術後出血的風險，因此不論是抗血小板藥物或是抗凝血藥物，都必須在檢查前數天即停止。原則上阿斯匹靈（aspirin）需停七天，保栓通（clopidogrel, Plavix）需停藥五天，抗凝血劑（warfarin）需要停藥七天，新一代口服抗凝劑（novel oral anticoagulant, NOAC）視藥物種類與病人腎功能，需停藥二至四天。若是接受內視鏡治療，術後則視傷口狀況，抗血小板或是抗凝血藥物需要再停數天。

是否同意作切片檢查？是否曾經開過什麼腹部手術？以前是否有大腸息肉？如果意外發現息肉時，是否同意術中一併切除息肉？

大腸鏡檢查是一個兼具診斷與治療的侵入性檢查，為了達到診斷與治療的目的，會須要進行切片、息肉切除、或是更進階的治療，這些處置都會在大腸留下傷口，於是，就有可能發生出血、感染或是穿孔的風險。因此，在接受大腸鏡檢查之前，就必須先思考與衡量接受切片診斷與治療的好處與壞處，決定是否同意執行這些處置並將決定告知醫護人員。一般而言，曾經有大腸息肉病史的人，大腸鏡再度發現息肉的機會較高，所以更需要思考好是否願意在檢查中接受大腸鏡治療。大腸鏡檢查的過程舒適與否，跟許多因素相關，其中一個很重要的因素就是大腸是否很彎曲、是否有沾黏。如果病人過去因為腹腔發炎或是腹腔手術造成腸子沾黏，當內視鏡在腸道內往前進時，會扯動沾黏的部位造

成疼痛，此外，腸子沾黏也會讓腸子在檢查時不易被整理拉直，也會增加檢查的不舒適與風險。原則上，女性、太瘦、接受過腹部手術、有腹部感染病史都是較易出現腸子彎曲的情形，檢查時的不舒適度可能較高。

● 術中注意事項

檢查當中，受檢者應該藉由調整呼吸達到放鬆心情與身體的效果，如果因為過度緊張而造成身體緊繃用力，腸道會過度收縮，會增加檢查的困難度與時間、降低檢查的舒適性、與增加治療的風險。

● 術後照顧

受檢查者在大腸鏡檢查後需要多走動，也可以上一下廁所，讓檢查時灌入的氣體排出，待腹部脹氣感退去後，一般就可以開始進食。接受息肉切除或其他內視鏡治療的患者，一週內應避免激烈運動、搬重物、騎車、抱小孩等會讓腹部用力的動作，飲食上則禁吃含酒精與不熟的食物，避免傷口出血與感染的風險。

大腸鏡檢查的術後照顧包括了術後的衛教與安排追蹤。醫師將從檢查結果安排術後追蹤。原則上，沒有發現大腸腺瘤的人可以五年後追蹤；只有發現大腸的小腺瘤、加上息肉數目不多時，可以三年追蹤一次；發現大腸大顆腺瘤或是腺瘤數目很多的人，可以一年後追蹤。這樣的原則可以再根據病人的臨床症狀調整。

09

診斷大腸直腸癌的**影像檢查**

張立群 醫師

台大醫學院
內科臨床助理教授

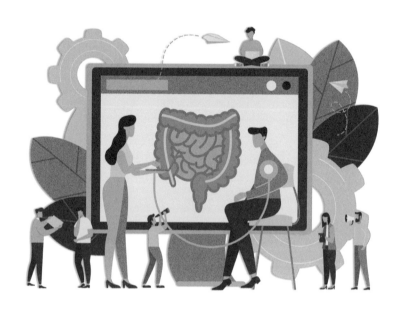

大腸直腸癌的分期診斷與治療策略

　　大腸直腸癌的治療會隨著腫瘤的分期而不同，原位癌或是侵犯深度較淺的第一期癌，可以使用大腸鏡切除腫瘤達到治癒效果。至於侵犯深度較深的第一期與第二期癌症則需要接受手術治療，第三期癌症因為已有淋巴結轉移，外科手術後需要再追加化

學治療。至於第四期癌症，主要則是以化學治療為主，手術治療為輔。鑑於腫瘤分期是決定治療方式的根本要素，正確地診斷大腸腫瘤為良性或惡性，以及精確地判斷惡性腫瘤的侵犯深度，成為內視鏡診斷很重要的基本要求，它直接影響是否適合接受內視鏡手術。

腫瘤惡性度與侵犯深度的診斷

　　大腸直腸癌的侵犯深度會影響淋巴結轉移的風險。根據日本國立癌症病院的研究顯示，當大腸直腸癌侵犯深度未超過黏膜下層1000μm，也就是說大腸直腸癌侷限在黏膜層或表淺黏膜下層時，就不會有淋巴結轉移的機會，這類的早期大腸直腸癌就可以只接受內視鏡治療，而避免侵入性較大的外科手術治療。因此，治療大腸直腸腫瘤前，正確地診斷癌症的可能性與其侵犯深度是首要工作。我們現在已經知道影像強化內視鏡技術（image enhanced endoscopy, 簡稱 IEE ）可以大大地提升內視鏡對大腸直腸

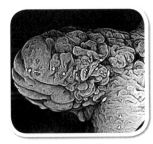

圖一　染色內視鏡

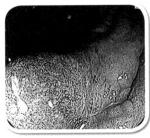

圖二　窄帶影像系統

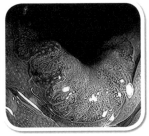

圖三　藍光雷射的影像和
　　　窄帶影像系統類似

第三章　發現大腸癌

腫瘤的診斷正確性。影像強化內視鏡包含了染色內視鏡（圖一），和以窄帶影像系統（Narrow band imaging, 簡稱 NBI）（圖二）及藍光雷射（blue laser image, 簡稱 BLI）（圖三）為主的光學染色內視鏡（optical chromoendoscopy）。

利用染色內視鏡搭配上放大內視鏡的擴大效果，我們可以藉著觀察腫瘤表面腺體開口的形態（pits pattern），來診斷腫瘤的病理變化與侵犯的深度。根據昭和大學發展出來的工藤分類法（Kudo's classification），pits pattern 共分成五類（圖四），其中 type I-II 屬於增生性息肉（hyperplastic polyp），此類息肉不會進展成癌症，所以不用切除；type III-IV 為腺瘤（adenoma），其中 type IV 具有絨毛的組織成分（villous component），癌化風險較高；type V 則為高度分化不良（high-grade dysplasia）和腺癌（adenocarcinoma）。其中，type III 可再細分 III s 和 III L，III s 會出現在腫瘤的凹陷區域，代表腫瘤可能合併分化不良；III L 則出現在一般腺瘤。Type V 可進一步分為 VI 和 VN，

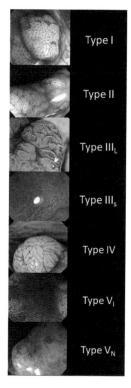

圖四　工藤分類法

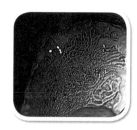

圖五　VI 的紋路變化合併有清楚的界限

VI 代表高度分化不良，或者是侵犯深度在黏膜或是表淺黏膜下層的表淺腺癌；type VN 則代表腺癌侵犯超過深層黏膜下層（deep submucosa），也就是說侵犯深度超過黏膜下層 1000 μm，有淋巴結轉移的風險。如果腫瘤的 pits pattern 呈現 typeVN 或是具有清楚界限的 VI（圖五），就不適合內視鏡切除，必須進行手術合併淋巴結清除。

　　光學染色內視鏡中，目前最被廣為使用的是窄頻影像系統（narrow band imaging, 簡稱 NBI），利用特殊的光學處理來觀察腫瘤表面的血管變化，也能夠準確預測腫瘤的病理變化與侵犯深度。日本的佐野寧（Yasushi Sano）醫師利用擴大內視鏡與窄頻影像系統發展出佐野分類法（Sano classification），利用觀察腫瘤表面的微血管變化（capillary pattern, C）來診斷大腸直腸腫瘤（圖六）。CP type I 代表增生性息肉，CP type II 代表腺瘤，CP type IIIA 代表腺瘤合併高度分化不良或表淺腺癌，CP typeIIIB 則代表深層侵犯的腺

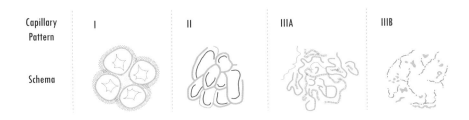

圖六　佐野分類法

癌。如果出現 CP typeIIIB 則可能有淋巴結轉移的機會，內視鏡腫瘤切除是不適當的治療，必須接受手術切除以及淋巴結清除。

淋巴結或遠端轉移的診斷

　　當病人沒有明顯的遠端轉移，淋巴結是否有轉移是治療大腸直腸癌一個很重要的資訊，沒有淋巴結轉移的患者，只需要切除腫瘤即可，如果有淋巴結轉移，除了切除腫瘤，患者還需要接著接受化學治療，減少復發的機會。然而，目前所有的影像學檢查對於淋巴結轉移與否的診斷有其限制性，包括了超音波掃描、電腦斷層掃描、核磁共振、甚至正子攝影，對於淋巴結轉移的診斷都不夠準確，不能當作可靠的診斷工具。欲了解淋巴結轉移的狀況，唯有接受手術將淋巴結摘除下來，利用病理診斷來確診。因此，只要有淋巴結轉移風險的患者，皆需要接受手術治療，切除腫瘤併摘除附近的淋巴結，確診淋巴結轉移與否，決定是否需要接受化學治療。

　　大腸直腸癌的遠端轉移最常出現在肝臟，接著是肺部，而骨頭、腦部與其他部位則相對較少。因此，就癌症的分期而言，最重要的檢查就是全身的電腦斷層掃描。然後再依據症狀與需要追加骨骼攝影或其他影像學檢查。

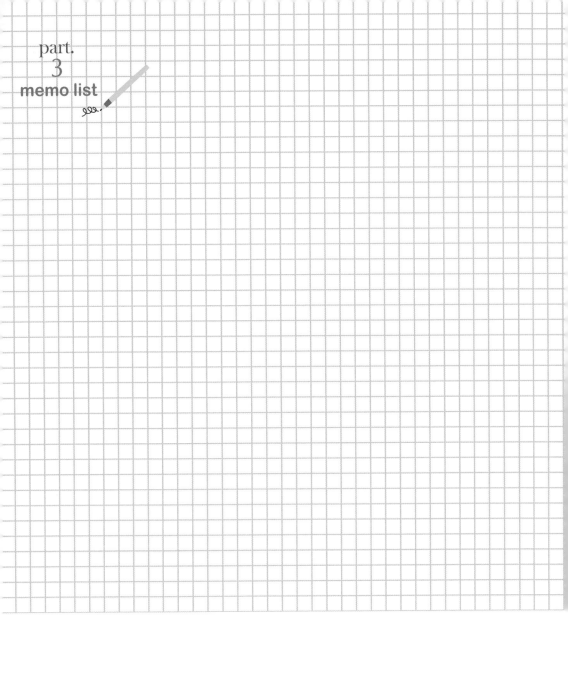
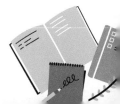

part.
3
memo list

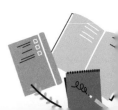

part.
3
memo list

治療大腸癌

大腸直腸癌的治療方式有許多種
包含內視鏡治療、外科手術、化學治療、放射治療、
標靶藥物治療、免疫療法等。

01

大腸直腸癌的
治療

梁凱舜 醫師

輔大醫院
腸胃肝膽科

大腸直腸癌的治療方式有許多種，包含內視鏡治療、外科手術、
化學治療、放射治療、標靶藥物治療、免疫療法等。

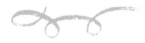

● 大腸直腸癌是如何分期的？

　　該選擇接受何種治療方式則和診斷時的疾病分期與病人身體
狀況等息息相關。依據 2018 年美國癌症聯合委員會（AJCC）的
第 8 版癌症分期，大腸直腸癌可依原發癌的侵犯程度（T：primary
tumor）、是否有淋巴轉移（N：lymph node）、是否有遠端轉移（M：
metastasis）等來歸類其 TNM 分期。原發癌的侵犯程度依據腫瘤是
否侵犯粘膜、粘膜下層、肌肉層、腹膜或鄰近器官等；淋巴轉移
主要根據淋巴節侵犯的數目及區域；癌症的遠端轉移則看病人是
否有一到數個其他器官或腹膜的轉移。TNM 分期將大腸直腸癌分
成零到四期，再進行之後的治療。

內視鏡治療

嚴重分化不良（ severe dysplasia ）的大腸腺瘤或是大腸的原位癌（ carcinoma in situ ），且沒有其他風險因子的病患，可以考慮使用內視鏡切除，期望它可達到完整切除的程度（ margin free ）。內視鏡治療提供病患恢復更快、較無不適的治療選擇。常見治療手段包含息肉切除術（ polypectomy ）、內視鏡黏膜切除術（ Endoscopic mucosal resection, EMR ）、內視鏡黏膜下剝離術（ Endoscopic submucosal dissection, ESD ）等。

外科手術

約有八成的病人腫瘤侷限在大腸壁或鄰近的淋巴組織，而手術治療是可能將疾病治癒的手段之一。手術的方式是盡可能清除腫瘤、附近的淋巴組織及血管。大部分的病人能夠切除一段腸子之後直接將剩下的腸段接合起來，但是在某些狀況下則可能要考慮腸造口，比如合併腹膜炎、腸穿孔、或是某些腸阻塞的病患。手術方式包含腹腔鏡手術或傳統開腹手術等，需評估是否複雜、之前是否動過手術等來做選擇。

化學治療及放射治療

經多年發展，化學治療已有多種藥物可供選擇，並逐漸延長病患平均壽命。如何決定化療的處方則依據病人腫瘤分期及其它病情因素。局部侵犯性的大腸直腸癌可考慮進行手術前化學治療，或化學治療合併放射治療（Neoadjuvant chemoradiotherapy）。有淋巴轉移的第三期大腸直腸癌則建議進行手術後的化學治療（adjuvant chemotherapy）。轉移性的大腸直腸癌則進行化學治療，有時可合併手術治療、標靶治療等以延長病患平均壽命。放射治療在某些晚期的大腸直腸癌病患亦有舒緩症狀的效果。

標靶藥物治療

標靶藥物是針對腫瘤細胞的藥物治療，目前主要用在轉移性大腸直腸癌的病患，有些藥物需要事先做基因檢測。標靶藥物可和化學治療合併進行，亦可做後線治療的藥物選擇。

免疫療法

免疫療法是近年新興的治療方式，並帶給大眾許多希望，其主要作用是活化免疫細胞以達成抑制癌細胞的效果。目前免疫療法在大腸直腸癌的使用上仍待臨床試驗進一步的證實。

大腸直腸癌的
內視鏡治療

謝秉欣 醫師

奇美醫院

胃腸肝膽科

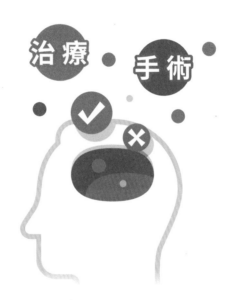

其實治療癌症就像老師教學生，老師根據學生特質的不同因材施教，醫師也根據患者的不同病況，選擇不同的治療方式。提到癌症，我們很直覺的反應就是手術切除。的確，對於早期大腸直腸癌來說，尤其是第零期或是所謂的原位癌，手術治療的成功

第四章　發現大腸癌

133

率幾近完美，然而手術畢竟具有破壞性，尤其是對於接近肛門口的病變，手術後往往排便功能受損，造成失禁，排便困難，甚至有時需要做永久性的人工肛門，大大影響生活品質。因此經過多年研究之後，國內外醫界普遍認同第零期大腸直腸癌或是大腸息肉應優先採取內視鏡治療而非外科手術。

所謂的內視鏡治療，指的是使用大腸鏡執行大腸直腸癌或大腸息肉切除手術。一般來說，內視鏡治療的好處有三個：快速，有效，不傷身體。所謂的快速，指的是住院時間短，通常僅需住院3天以內，有時甚至可以當日返家。所謂的有效，指的是僅需一次切除即可根治，不需反覆治療。所謂的不傷身體，指的是體表沒有任何傷口，不會疼痛，術後也不影響排便機能。

雖然聽起來是非常完美的治療法，但並不是人人都適合接受內視鏡治療。內視鏡治療最大的侷限就是因為切除範圍僅限於腸壁最表層，因此若是癌細胞鑽入腸壁深處或是穿出腸外，在切除完之後，患者體內就會有漏網之魚，造成日後的復發或是擴散。

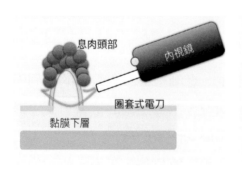

圖一 圈套式息肉切除術

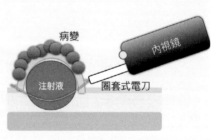

圖二 內視鏡黏膜切除術

除此之外若是癌細胞的惡性度太高，在切除後也容易復發。因此內視鏡切除僅適用於大腸息肉或是第零期的低惡性度大腸直腸癌。

　　目前針對大腸息肉或是第零期大腸直腸癌的內視鏡治療方式依難易度又分成三種。第一種叫做圈套式息肉切除術（polypectomy）（圖一），第二種叫做內視鏡黏膜切除術（簡稱為 EMR）（圖二），第三種叫做內視鏡黏膜下剝離術（簡稱為 ESD）（圖三）。圈套式息肉切除術是最簡單的治療方式，幾乎所有腸胃科醫師都能執行，但只適用於有莖型的病變，而這類病變在早期大腸直腸癌中僅佔極少數。大部分的早期大腸直腸癌屬於扁平型病變，若是病變小於2公分，我們可以使用內視鏡黏膜切除術（EMR）來治療，這是一種使用圈套式切除器，將病變由腸壁上切割下來的方法。雖然技術難度稍高，但大部分的內視鏡專科醫師都能執行。不過當病變大小超過2公分時，切除成功率就會大幅下降，術後的復發率介於一至三成。對於超過2公分的扁平型早期大腸癌或是高度懷疑有癌變的病灶，為了避免復發或是檢體切除不完整，傳統上醫師會選擇開刀治療。不過近年來發展的內視鏡黏膜下剝離術（ESD）

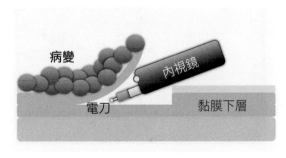

病變

內視鏡

電刀　　　　　　　黏膜下層

圖三　內視鏡黏膜下剝離術

讓我們多了一個選擇。這是一種使用特殊電刀沿著病變底層剝離的技術，約十年前引進我國，一開始僅有少數醫學中心執行，但近五年來幾乎所有醫學中心或是大型的區域醫院都開始提供服務。內視鏡黏膜下剝離術的好處是即便病變很巨大也能夠徹底切除，對於有經驗的醫師而言成功率超過95%。然而由於技術難度相當高，對於經驗不足的醫師而言，術中併發腸穿孔或其他狀況的機率將近8%。因此，這項技術仍然不能說是完美的治療法。

在為患者執行內視鏡治療前，醫師通常會先用大腸鏡將腸內的病變染色，或是用特殊光照射病變（圖4），以藉此評估病變的大小，形狀，邊界，惡性度，以及癌細胞侵犯的深淺。當檢查結束後，若評估病變可能是良性息肉或是第零期的大腸直腸癌，醫師就會根據病變的大小形狀決定內視鏡的切除方式。小型的病變可能不需住院即可切除，但大型的病變往往需要住院切除。切除後當日或隔日即可進食，但兩週內不宜進行劇烈運動或粗重勞動以免傷口出血。

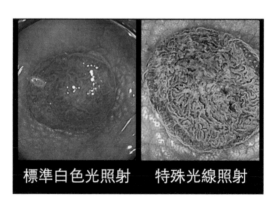

圖四　特殊光照射病

至於切除下來的病變，病理科醫師會用顯微鏡仔細觀察，裁定病變的惡性度、癌細胞的侵犯深度以及病變邊緣是否有切除乾淨。如果病變的惡性度太高，癌細胞侵犯得太深，或是邊緣沒切乾淨，術後復發的風險就可能會大大提升。

　　所幸由於內視鏡治療是最微創的治療法，術後患者體力不受影響，即便不幸有上述狀況，只要能及時追加手術，將病變所在的腸段及周邊的淋巴結切除乾淨，治癒仍高達90% 以上，和直接手術的效果一樣好。因此目前世界先進國家醫師們均有共識，內視鏡治療是第零期大腸直腸癌或癌前病變治療的第一選擇，外科手術則保留在內視鏡治療失敗後作為救援。

　　對於第零期大腸直腸癌或是大腸息肉來說患者和醫師應該優先選擇內視鏡治療，對於超過2公分的大型病變而言，使用傳統內視鏡治療的復發率約1-3成，若有癌變的疑慮，選擇有經驗的醫師執行內視鏡黏膜下剝離術（ ESD ）可以達到比其他內視鏡治療方式更高的成功率。若是接受完內視鏡治療後發現切下來的病變惡性度高、侵犯過深或是沒切乾淨，就應盡早追加外科手術治療，以免日後復發。

大腸直腸癌的
手術治療

沈明宏 醫師
輔大醫院
大腸直腸外科

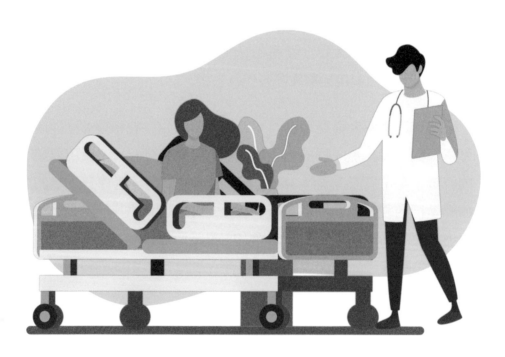

選擇適合病人的手術方式

大腸直腸癌治療，最有效而且唯一可獲得治癒的方法就是手術切除。手術分為以下兩者：

第一類

根治性手術

根治性手術：手術包括原發腸道腫瘤的切除，鄰近腸系膜及淋巴結的清除，如有遠端轉移者，一併切除乾淨後，再將腸道重建。

第二類

姑息性手術

姑息性手術：無法接受根治性手術者，通常為了緩解病人的症狀，如腸道阻塞或出血等，會進行姑息性手術。

醫師通常會依照以下原則來選擇適合病人的手術方式

1. **腫瘤位置：**不同部位的大腸直腸癌，手術方式不同。尤其是以大腸癌和直腸癌有較大的差異。

2. **是否有遠端轉移：**大腸直腸癌最常見的轉移位置為肝臟及肺臟。如果同時發現有遠端轉移時，就要考慮是否直接手術或是先行化學標靶治療再實行手術。一般而言，如果能同時把遠端轉移及原發部位的腫瘤切除乾淨，會先採手術治療後，再進行化學標靶治療。如果無法把遠端轉移的腫瘤切除乾淨時，此時也要考慮是否有腸道阻塞、出血或是嚴重的疼痛來決定是否先進行手術。

3. **病人的生理狀況**：手術治療是為了讓病人延長生命及改善生活品質。如果病人的身體無法負荷手術時，或是醫師評估手術無法讓改善病人的病況時，手術就不是必要的了。

對於大腸癌與直腸癌的手術時機與方式有何不同？

大腸癌與直腸癌的治療方式都是以手術為主。但是直腸癌因為位於狹窄的骨盆腔內，加上直腸位於腸道的末端，其下連接著肛門。為了要達到較低的復發率，同時也要兼顧到肛門的保留，因此在直腸癌的手術上，比起大腸癌較為複雜。主要以下兩者的差異：

（一）術前合併放射化學治療

以往對於腫瘤太大、局部侵犯較厲害或位置很低的直腸癌病人，多半採取直接手術切除的方式，更甚者直接施行腹部會陰切除術，連肛門都切除，製作一個永久性人工肛門。此種作法除了會讓病人因抗拒永久性人工肛門，而影響接受正規治療的意願，進而尋求偏方，而延誤了治療的契機。也易因為腫瘤太大或是侵犯深度較深，切除時容易會殘留癌細胞於病灶周圍，造成往後的局部復發率較高。90年代中期開始，癌症治療模式有明顯的進展，

歐美的研究報告指出，此類直腸癌病人接受術前合併放射化學治療後，能達到以下的目的：

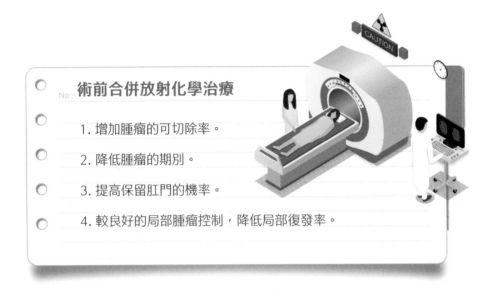

術前合併放射化學治療

No:

1. 增加腫瘤的可切除率。

2. 降低腫瘤的期別。

3. 提高保留肛門的機率。

4. 較良好的局部腫瘤控制，降低局部復發率。

大約60%的低位直腸癌病患，可以有保留肛門的機會。有高達90%的病人，腫瘤大小及期別有達到明顯縮小降低的情形。術前合併放射化學治療的方式有以上的優點，但缺點是放射線治療後大約要等8週才能進行手術，在這段期間腫瘤是否會因此而發生遠端轉移，目前仍無定論。

（二）經肛門微創手術

經肛門微創手術是治療直腸癌的新式手術方法，手術的執行方式是以患者的肛門為自然開口，並以單孔腹腔鏡手術為基礎，

利用腹腔鏡器械從肛門進入直腸做局部切除直腸腫瘤，或是進入腹腔切除直腸及淋巴結，進行根治性手術。是一種經人體自然孔道的手術。此種方法被視為直腸癌手術的革命性創新，可以克服骨盆腔狹窄，讓手術順利進行。如下圖所示為經肛門全直腸繫膜切除手術。

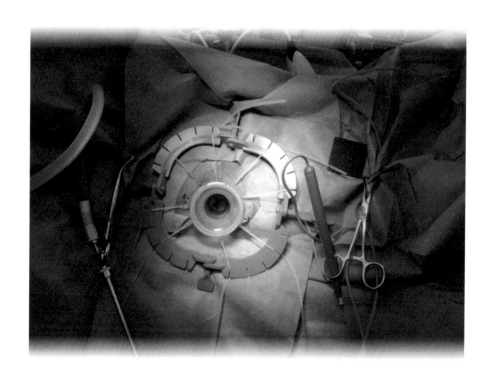

腹腔鏡手術─大腸直腸癌治療的新選擇

傳統的大腸直腸癌手術，需要在腹部劃一道約20公分長的傷口，病人術後會有較大的疼痛感，恢復期也較長。由於微創手術的發展，腹腔鏡也開始被應用在大腸直腸癌手術上，而且也被證

實其存活率並不亞於傳統剖腹手術，腹腔鏡大腸直腸癌手術已逐漸成為主流手術。

什麼是腹腔鏡手術？

腹腔鏡手術屬於微創手術的一種，其原理是利用腹部上多個0.5到1公分的小傷口，腹腔中的情形則由內視鏡傳送到電視螢幕上呈現，手術者在團隊協助下，使用各種腹腔鏡器械從這些小傷口進入腹腔內，進行手術。好處是傷口小比較美觀、出血量也較少，而且術後恢復快，病人能更快回復到正常生活。缺點則是需要較高的費用，而且醫師也需要較長的手術時間，下表為兩者之比較。

項目	傷口	疼痛	出血量	排氣時間	手術時間	費用	傷口感染	住院日數
腹腔鏡手術	小	低	少	快	長	較高	少	短
傳統剖腹手術	大	高	多	慢	短	便宜	多	長

腹腔鏡和傳統剖腹手術比較

腹腔鏡大腸直腸癌手術後的存活率是否會比傳統手術差？

　　自從1991年，Jacobs醫師發表了第一例腹腔鏡大腸直腸癌手術後，腹腔鏡手術是否能把腫瘤清除乾淨，一直是備受質疑的。一直到2004年在著名醫學期刊新英格蘭醫學雜誌發表了前瞻性、隨機取樣的人體試驗，針對大腸癌患者，比較了傳統及腹腔鏡的手術併發症、腫瘤復發率及三年存活率，結果發現兩者是一樣的。之後，來自歐洲和日本的試驗結果，都證明了一樣的結果。

　　目前，在大腸癌治療上，腹腔鏡手術的存活率和傳統手術是相當的，已經達成共識。在直腸癌治療上，《新英格蘭醫學雜誌》於2015年發表的COLORII trial的長期追蹤結果，三年局部復發率腹腔鏡與傳統開腹手術均為5.0%；腹腔鏡和傳統開腹手術的總體生存率分別為86.7%和83.6%。另外對於中低位直腸癌的分析顯示，腹腔鏡更有優勢。也因為此篇文章的發表，美國國家癌症網絡（NCCN）也同意腹腔鏡直腸癌手術是可行的。奠定了腹腔鏡直腸癌手術是不亞於傳統開腹手術的結論。

　　總而言之，現今腹腔鏡手術的確能為部分大腸直腸癌患者提供一個侵犯性較小、術後疼痛低及恢復較快，而且傷口小、更美觀的另一種選擇。

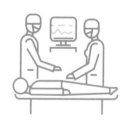

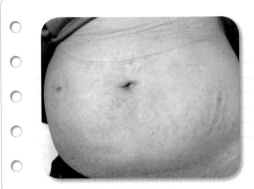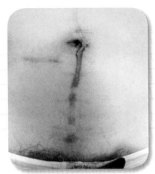

腹腔鏡（左圖）和傳統大腸直腸癌手術（右圖）之比較

一年後，可以發現腹腔鏡手術（左圖）傷口較美觀，幾乎看不到傷口。

機器人手臂在大腸直腸癌的應用

　　因為直腸位於骨盆腔內，空間狹窄，尤其是在男性空間更是小，這會增加手術的困難度。但因為機器人手臂可以靈活轉動加上 3D 影像的輔助，可以讓我們在這狹小的骨盆腔中比一般的腹腔鏡更能順利的進行手術。目前一般共識認為機器人手臂在直腸手術比起腹腔鏡手術有其優勢。

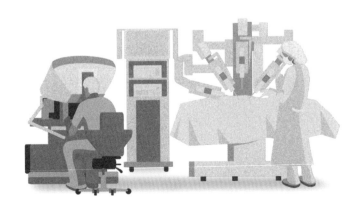

但是在一般大腸手術時，因為腹腔相對於骨盆腔空間大很多，一般腹腔鏡手術便可以進行，而且機器人手臂價格昂貴，手術前的準備也較一般腹腔鏡繁瑣。因此現在普遍認為一般大腸手術比較不被推崇使用機器人手臂。但是，並不表示機器人手臂在一般大腸手術會比腹腔鏡手術差。

手術方式的選擇

病人要選擇何種手術方式呢？機器人手臂不一定比腹腔鏡手術好，傳統手術也不一定會比微創手術差，要如何選擇手術方式，要由三個點來考量：

1. 病人

是否能承受微創手術時，腹腔中二氧化碳的壓力，又或是有其他本身的疾病，不適合進行微創手術，都是在考慮開刀方式時要思考的。還有，機器人手臂的價格普遍需要自費20萬以上，這也是在選擇開刀方式時需要知道的。

2. 醫師

是否要使用微創手術，這也關係到醫師的經驗，剛剛提到傳統手術不一定會比微創手術差，由醫師和病患共同決定最有把握的方法，才是最好的手術方式。

3. 疾病

並不是所有的疾病情況都適合使用微創手術的，有時腫瘤太大，或是侵犯太嚴重等，都不一定可以使用微創手術。

大腸直腸癌的手術方式有很多種，最終目標都是治癒疾病。就如一個人要去上班，他可以走路、坐公車、搭計程車、坐捷運、騎機車或開車等方法，但最終就是要到公司上班。但是哪一種上班方式好，各有優缺點，也有可能因為當天的情況，而選擇不同的交通工具到達公司。

大腸直腸癌
微創手術面面觀

柯道維 醫師
中國醫藥大學附設醫院
大腸直腸外科主任

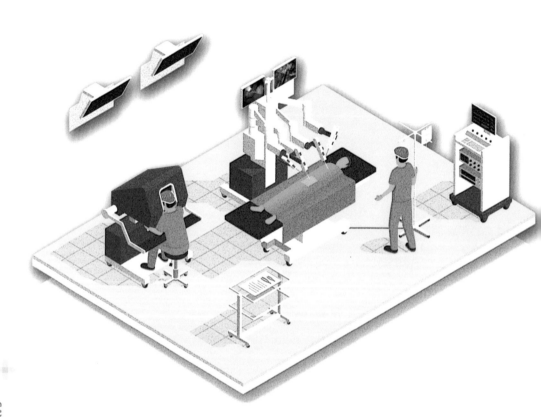

微創手術的設備與技術差異

微創手術的發展是外科在醫學上一個很重要的里程碑，微創手術的原理，是在身體表面（常見於腹部或胸腔或病灶處附近）打開一小孔洞，透過高解析度的鏡頭，運用特殊設計的醫療器械設備，將腫瘤切除。近二十年拜科技進步之賜，微創手術在大腸直腸外科領域被應用的非常廣泛，但是這些手術和設備有何差異性？我們分成二個方向來討論：一是微創手術『設備』工具的差異，一是微創手術『技術』的不同。

微創手術的設備差異

　　目前較常見的有一般的2D高畫質高解析（Full HD）影像系統腹腔鏡手術、3D影像系統腹腔鏡手術、4K影像系統腹腔鏡手術，還有達文西機械手臂系統腹腔鏡手術。微創手術的過程需透過腹腔鏡鏡頭的影像系統才能完成，就像外科醫師的雙眼一樣，看得越清楚越仔細，手術的進行就能更流暢，對整個腹腔內器官組織的分佈位置更清晰，病灶腫瘤的辨識度更高，更能協助醫師順利完成手術。

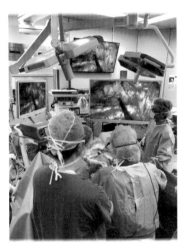

4K 腹腔鏡影像系統

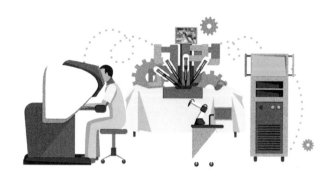

　　在過去沒有高解晰高畫質（Full HD）的影像系統時代，醫師在手術過程需要花較多的時間來小心操作執行微創腹腔鏡；而經過科技設備提升，透過2D高畫質高解晰（Full HD）的腹腔鏡手術影像系統，宛如是將一對眼睛放入人體腹腔內，醫師可以獲得更清楚細緻的腹腔內器官解剖位置資訊，最新的4K腹腔鏡影像系統，更透過55吋大型螢幕，將腹腔內腫瘤及正常器官組織的資訊完整呈現出來，手術視野更加清晰明亮，術中手術視野死角減少，讓腹腔鏡微創手術的過程更為流暢順利。

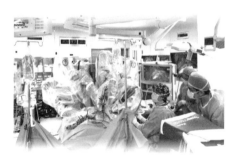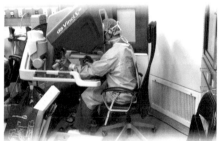

達文西機械手臂系統

左圖：病患端（機械手臂）　　右圖：醫師端（控制台）

3D 腹腔鏡微創手術的出現，讓大腸直腸微創手術更往前邁進一大步，3D 腹腔鏡微創手術真實呈現腹腔內的 3D 視野，提供精確的空間定位；清晰顯露出解剖結構、血管及神經走向等，醫師精確操作手術，減少不必要的損傷及出血量，手術時間也因此縮短，後續腹腔鏡縫合困難度也降低，大大提升了手術品質，適合用於各種不同部位的大腸直腸癌腹腔鏡微創手術。

　　達文西機械手臂系統是用來執行微創腹腔鏡手術可以選擇的工具之一，這套系統的優勢來自於它同時配備了 3D 影像系統與 4 支高穩定度的機械手臂，可以提升腹腔鏡微創手術的精準度，而且機械手臂的前端具有手腕動作，靈巧度高，可以在狹小的空間進行精細切割與縫合動作，提升術中對於人體骨盆腔重要神經血管的辨識與保留，在大腸直腸癌的手術治療中，以直腸癌手術最適合使用，但因系統造價昂貴，病患需自行負擔費用較其他微創腹腔鏡手術高出許多。

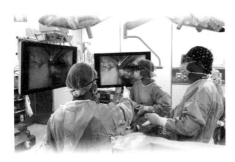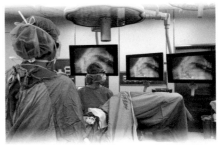

3D 腹腔鏡微創手術

第四章　發現大腸癌

進階微創手術技術

進階微創手術包括了單孔腹腔鏡手術、微創自然孔手術、經肛門自然孔微創手術。

單孔腹腔鏡是為了讓病患腹壁的傷口減少到最小，利用特殊設計的醫療設備，只用了一個3公分左右的切口，就可以將病灶切除，大部分的醫師會將此一傷口設計放置於肚臍處，手術傷口縫合後會因為肚臍天生的形狀而使傷口變得更小更美觀，不過手術中醫師要使用特殊可彎型器械，而且要克服一些手術器械和視野交叉、困難角度的問題，在手術操作上相對一

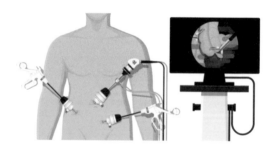

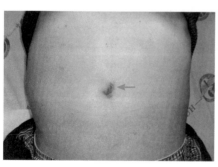

微創單孔腹腔鏡手術傷口（箭頭處）

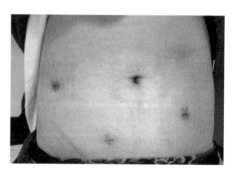

微創自然孔手術傷口

般腹腔鏡微創手術來的困難，所以要採用單孔腹腔鏡手術要找有經驗的醫療團隊，而且如果是腫瘤過大（大於5公分）或是侵犯附近的器官太嚴重也不建議採用。不過有許多新的醫療器械持續發展設計，推出提供單一手術切口使用的特殊裝置，包括各式各樣多變化的機械手臂，未來可以提升單孔腹腔鏡手術的品質並造福病患。

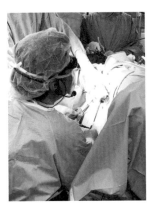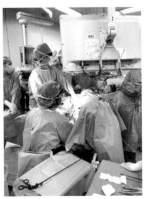

經肛門自然孔手術

同樣是微創手術，經過外科醫師的巧思和巧手，將微創傷口再進階到『微傷口』。其中最經典的就是「自然孔手術」，在大腸直腸手術的領域中，自然孔手術包括了肛門與女性陰道，一開始是藉由人體的這些自然孔道，將手術後的病灶標本取出，藉此減少腹壁上的傷口，不但傷口感染率低，術後病患疼痛感明顯降低，身體復原也較快，住院天數也縮短；不過要能進行自然孔手術也是有條件限制的，像是腫瘤不能太大（小

於5公分)、腹內腸繫膜脂肪不能太多,肛門不能太狹窄等,不是每位病患都有辦法採用此手術方式。

在經過改良精進之後,發展出「經肛門自然孔微創手術」,此術式特別是針對直腸良性及惡性腫瘤,在過去傳統要從肛門完整切除直腸腫瘤相當困難,不但手術視野不佳、且手術範圍受限,現在配合高科技微創設備,手術視野清楚完整,而且可以更準確完整地將腫瘤切除,也可以克服因為病患骨盆腔狹窄、腫瘤太大、攝護腺或子宮過大、或是部分肥胖病患造成手術困難的問題,更可以大大提升肛門保留的機率。

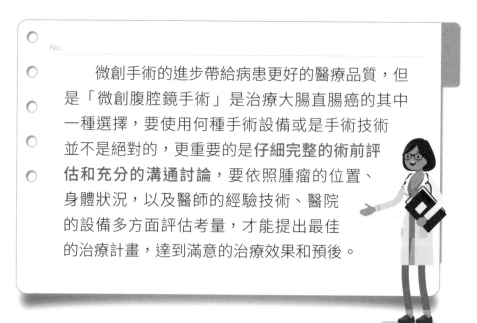

No :

微創手術的進步帶給病患更好的醫療品質,但是「微創腹腔鏡手術」是治療大腸直腸癌的其中一種選擇,要使用何種手術設備或是手術技術並不是絕對的,更重要的是**仔細完整的術前評估和充分的溝通討論**,要依照腫瘤的位置、身體狀況,以及醫師的經驗技術、醫院的設備多方面評估考量,才能提出最佳的治療計畫,達到滿意的治療效果和預後。

05

大腸直腸癌的放射治療

王裕仁 醫師

輔大醫院
放射腫瘤科

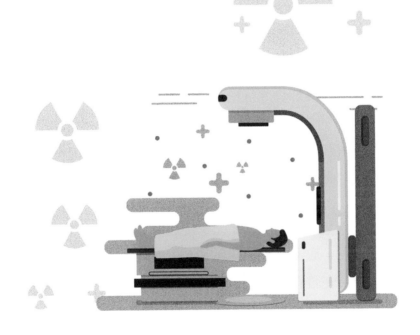

放射線治療俗稱「電療」，與手術治療一樣，都屬於局部性治療。其原理是運用高能量的放射線，約是診斷用 X 光（如胸部 X 光）能量的數百或數千倍，來破壞癌細胞，防止癌細胞的生長與分裂。而現代醫學治療癌症的方法，日益複雜，往往藉由多位

不同專長的醫師相互討論，獲得共識，選擇最適合的治療策略。一般而言，現代放射線治療追求高精準度與低副作用，而隨著治療的目的不同，又可以分為「治癒性放射治療」與「姑息性放射治療」。

治癒性放射治療的目標朝向病人治癒，而姑息性放射治療的目標則往往使用在治癒率很低（例如有多處遠端轉移）的病人身上，在於增進病人生活品質，減少其痛楚。由於大腸包括升結腸、橫結腸、降結腸、乙狀結腸和直腸等部分，其中升結腸、橫結腸、降結腸、乙狀結腸等由於在腹腔內未有如直腸於骨盆腔內般的良好固定性，該部位癌症的病人比較少採用治癒性放射治療；反之，直腸癌的病人有不少採取手術前的放射治療讓腫瘤縮小後，增加保留肛門的機率。若大腸癌較晚期但只有少數地方有轉移，也可採用高劑量高精準度的放射線治療，去擊殺少數轉移區域的癌細胞，希望病人仍有機會能達到「治癒」的方式。

總而言之，放射治療科醫師會依據病人整體身體狀況、腫瘤分期與腫瘤所在位置等，與病人討論接受放射治療可能產生的相關副作用後，全盤考量，選擇對病人最有利的治療方式。

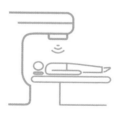

對於大腸癌與直腸癌的放射治療處方有哪些？各其優缺點？

　　一般來說，放射線治療的整個療程，包括會診門診、模擬攝影定位、治療計畫設計、執行放射治療與後續評估追蹤等等，所有階段都需要醫師、許多醫事護理人員及病人家屬等通力合作，方得以順利完成。

　　就「治癒性放射治療」而言，直腸癌的放射治療處方大致可粗分術前與術後的放射線治療兩類。術前放射線治療，常與化學治療搭配，在一個多月的療程中，週一至週五，每日接受十多分鐘的放射治療，讓腫瘤縮小，之後再手術，期待能達到保留肛門的目的。而術前放射治療中，也有醫師採取一種短療程的照射方式，在與外科醫師密切的配合下，也能達到類似的效果。而術後的放射線治療，目的則在消除手術中無法完全去除之病灶，進而減少復發機率。但不管如何，由於直腸位於骨盆腔，該區域的放射治療，某種程度會對生殖功能產生影響，這是若有相關需求的病人，在接受放射線治療之時，所需要注意的部分。

　　在結腸癌方面，針對過大手術不易切除或切除不乾淨的腫瘤，可以考慮局部的放射線照射。近年來，隨著放射治療的進步，一些較晚期但只有少數地方有轉移的大腸癌病人，也有採用高劑量、高精準度的放射線治療方式，此稱之為「軀體立體定位放射治療」，去擊殺少數轉移區域的癌細胞，再加上對原發部位採取積極性治療，希望病人有機會藉此達到「治癒」的方式。

而就「姑息性放射治療」而言，因大腸癌轉移所造成的相關症狀，如疼痛等等，皆可以考慮使用姑息性放射治療來減緩病人的不適，提升其生活品質。

生活飲食上有什麼禁忌或建議？

放射線治療為局部治療，大多來說，副作用與被照射的區域有關。在接受大腸或直腸區域放射線治療時，對於小腸、大腸及膀胱或多或少都會造成影響，引起腹瀉、頻尿的症狀。此時，少量多餐，採高熱量、高蛋白飲食，避免高纖維含量或易引起腸胃痙攣脹氣的食物如質地較粗的蔬菜水果、咖啡、豆類、甘藍菜、含穀類食品、甜食或辛辣食物等。生活方面，在接受放射線治療期間，建議每日測量體重，由體重的增減，可以得知攝取的熱量是否足夠。又許多人在接受放射線治療時，會有一定程度的疲倦感，而正常作息、適度睡眠，則有助於度過此治療階段的不適。

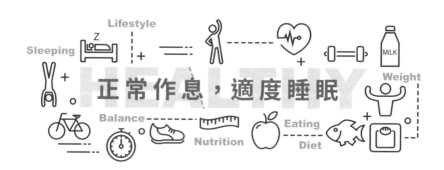

06

大腸直腸癌的化學治療

羅若玲 醫師
輔大醫院
腫瘤科主任

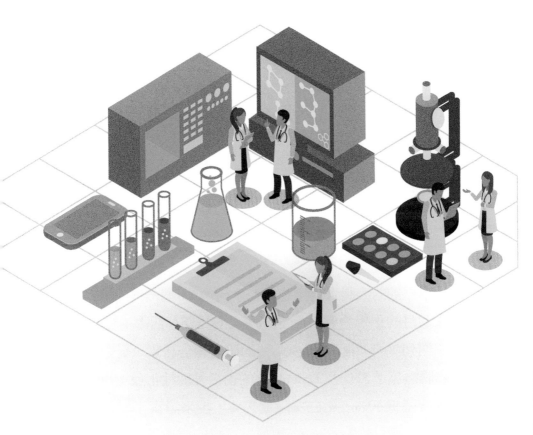

哪些病人會需要以化學治療大腸直腸癌？

依照化學治療給予的時機及種類，大腸直腸癌的病人所用的化學治療可以分成幾種時機：

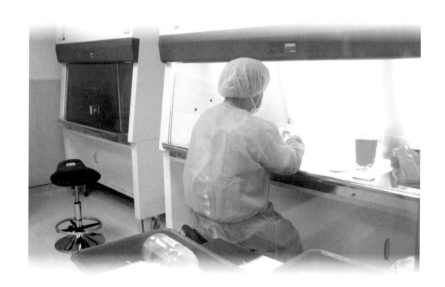

●輔助性化療（術後化療）

第三期的大腸直腸癌患者在手術後4-6個禮拜內，給予術後六個月的化學治療，可提升病人的長期存活率。根據80年代末期到90年間歐美諸多大型的研究報告證實，針對第三期的結腸癌施予5FU及Levamisole的術後輔助性化療，可使復發的機會降低40%，死亡率降低33%。後來證實了5FU加上低劑量或高劑量的Leucovorin更好，這樣的治療成為二十世紀末手術術後標準的輔助化療。之後MOSAIC研究針對2246位第

二期或第三期大腸癌患者，以 5-FU、leucovorin 加上 Oxaliplatin（FOLFOX-4）做為輔助性化療。存活率由原來的67.1% 提升至71.7%。因此取代舊有的化療處方成為目前在第三期的患者手術後標準的化療。

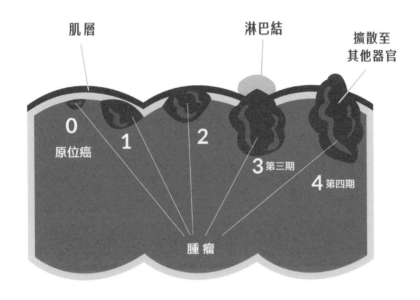

但此處方也比傳統化療容易出現較嚴重的周邊神經毒性，在治療結束一年後會逐漸恢復。

而罹患第二期大腸癌（癌細胞已侵犯肌肉層，但是還未轉移到淋巴結）的患者是否要接受輔助性化療一直是一個爭議性的話題。最新由美國及加拿大回顧過去多個有關第二期大腸癌患者是否要接受輔助性化療的研究所做的綜合分析，

發現對第二期大腸癌病患給予輔助性化學治療並不能延長病人的存活率。尤其在因此對於第二期大腸癌患者,除非是高危險群患者(如腫瘤有破裂、阻塞、向外侵犯周圍組織、細胞核分化不良、淋巴腺摘除不足等),可以考慮給予輔助性化學治療外,一般並不建議一定給予輔助性化療。

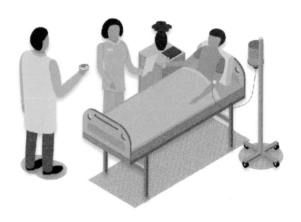

●前導性化療

基於使用 5FU 加上 Leucovorin+Irinotecan 或 Oxaliplatin 的腫瘤反應率可達 50% 以上的臨床效果,針對特殊局部晚期或第四期已轉移性的病例,醫師會嘗試先以前導性治療,給予病人數回化療,等待腫瘤縮小後再重新評估療效,以決定病人是否可以接受根除性的手術治療或接受化療。

● 姑息性化療

　　此種治療適用於局部晚期無法以手術切除或第四期遠端轉移的大腸癌患者，治療的目標是控制疾病，而非根治。經過多年大規模臨床研究結果顯示，不論給藥劑量的高低，連續24小時注射或單次注射5FU及Leucovorin，其腫瘤的有效反應率皆約在25%~30%之間。至於新藥組合5FU+Leucovorin合併如：Irinotecan（Campto）及Oxaliplatin，可達35-40%以上的腫瘤反應率，整體平均存活期逼近20.5個月。

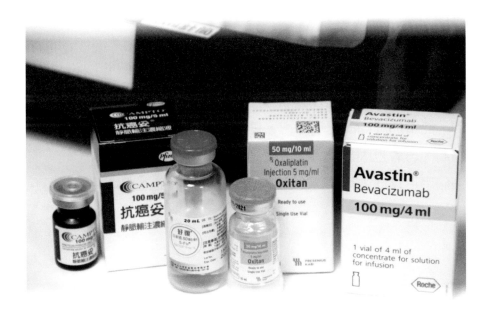

對於大腸癌與直腸癌的化學治療時機與方式有何不同？

對大腸癌的病人來說，化學治療的時間點大致分為第二期及第三期的術後化療；或是第四期姑息性化療，或是有開刀機會的前導性化療。

而對直腸癌來說，除了上述的時機以外，其中比較特別的是位於肛門齒狀線以上10公分內的中低位直腸癌病患。在70年代以前，對於直腸癌的病人，尤其是腫瘤很大或位置很低者，因為解剖位置的限制，多半在腫瘤切除、直腸吻合後，必須再作保護性的人工肛門，抑或是直接施行腹部會陰切除術，直接把肛門部位全部切除，並給予放置永久性人工造口。而九十年代後，因為有對於局部進行期（第 II 及第 III 期）之中低位直腸癌，手術前給予病患為期約五星期之合併化學與放射治療（ CCRT ），休息四至六週後，再進行根治性腫瘤切除手術。這種多模式合併治療的目的，能增加腫瘤的可切除率、腫瘤病理分期降低及提高局部腫瘤控制，再者也因為 CCRT 之效益，據統計大約百分之六十的直腸癌病患可以經由術前之合併化學與放射治療而在手術時有保留肛門括約肌的機會。

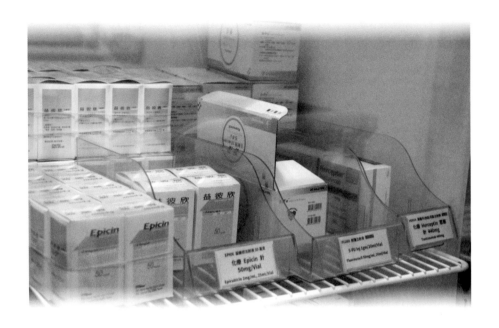

目前較有效的化學治療處方有那些？各有其優缺點？

大腸直腸癌的注射化學治療以 5-FU（Fluorouracil）、LEUCOVORIN（爾可甦）、CPT-11/CAMPTO（抗癌妥）、OXALIP（歐力普）；口服的抗癌藥物如 UFUR（友復）、XELODA（截瘤達）等。

1. Fluorouracil（5FU；服樂癌）

5-FU 屬於抗代謝藥物（Antimetabolites），屬於注射針劑類型化療藥物，5FU 常與 Leucovorin（Folinic acid，活性葉酸）合併投與，可增強對癌細胞抑制的效果，臨床上常以 5-FU/LV 一定比例劑量組合給藥；時至今日，5-FU/LV 組合仍是大腸

直腸癌化療主力藥物，且與其他化療藥物併用後發展出多種
療效作用更為優異的處方組合。表皮黏膜潰瘍是常見的副作
用。腹瀉通常是水狀或帶血的，再加上噁心、嘔吐、食慾不
好所導致的脫水或低血壓也可能發生。細菌或病原菌有可能
會通過黏膜破損的缺口，造成嚴重的敗血症。骨髓抑制也是
5-FU 的副作用之一。其他皮膚方面的副作用包括掉髮、指
甲外型改變、皮膚炎、脫屑、光敏感（ photosensitivity ）反應
或色素沉著等等。根據研究，其副作用會和其注射的時間相
關，如高劑量但長時間注射，其口腔腸胃道黏膜副作用機率
上升，但骨髓抑制程度下降，反之若注射時間短，黏膜潰瘍
的副作用機率下降，但骨髓抑制程度上升。

2. Oxaliplatin （ Oxalip；歐力普 ）

　　Oxaliplatin 屬 於 細 胞 生 長 抑 制 劑，為 新 一 代 白 金
（ platinum ）類之抗癌藥。Oxaliplatin 可以和 5-FU 和 Leucovorin
併用，針對轉移性結腸直腸癌作為第一線治療，其療效可由
原來23% 提升至35~40% 之反應率，無病存活期也可由原來
的5.5個月上升到8.5個月左右，總存活時間可達到平均20.5
個月。另外，Oxaliplatin 除了會發生骨髓抑制、胃腸副作用
（厭食、噁心、嘔吐、腹瀉、腹痛等 ）等一般化學治療常見
的副作用外，其比較特別的是會有累積性的周圍感覺神經病
變等，症狀嚴重的病人甚至造成功能障礙（執行精細的動作
有困難、感覺失常 ），通常出現在施打累計接近三個月後開

始比較明顯，且對冰的感覺尤為敏感。其他特別的藥物毒性還包括藥物過敏反應，通常不是施打的第一次出現，而是常發生在第六次化療後。

3. Irinotecan （CPT-11. Campto；抗癌妥）

在臨床上，Irinotecan 為用於晚期性大腸直腸癌之第一線治療藥物，其可與 5-FU 和 Leucovorin 併用，使用於未曾接受過化學治療之大腸直腸癌患者，或單獨使用於曾接受 5-FU 療程治療無效之大腸直腸癌患者。Irinotecanc 合併 5FU/LV 或是 Oxaliplatin+5FU/LV 在第一線治療上，其反應率和無並存活其是一樣的，臨床上通常會根據副作用發生之適合度予以做選擇。Irinotecan 除了會造成骨髓抑制，如果在治療期間出現急性膽鹼性症候群（發生於給藥時或給藥後 24 小時之內，症狀為早期腹瀉、盜汗、腹部痙攣、流淚、瞳孔縮小及唾液增加），若伴隨有嘔吐或發燒等症狀，則應住院、接受抗生素治療，來避免可能的感染。少數病患可能會出現禿髮、肝臟功能損傷等症狀。

4. UFUR （友復膠囊；URACIL-TEGAFUR）

友復膠囊是大腸癌的一種口服化療藥，其口服後在體內轉化為 5-FU 進而有抑制癌細胞的作用，如同 5-FU/LV 注射藥物組合一樣，友復膠囊常和口服活性葉酸併服以提高藥效。其副作用亦和 5FU 相似。

5. Capcitabine（Xeloda；截瘤達）⬤

　　和友復膠囊一樣是大腸癌的一種口服化療藥，也是5-Fu的前趨藥，作用機轉類似5-FU，而口服截瘤達可模擬如同延長時間輸注5-FU的給藥方式和隨之增加的抗腫瘤活性。其副作用和5FU相似，特別的是比較容易產生腹瀉或是手掌及腳趾皮膚紅腫、脫皮、疼痛等所謂的手足症侯群（hand-foot syndrome）。所以須詢問注意事項及停止時機。友復膠囊和截瘤達可視為口服使用的5-FU化療藥物，可便利攜回使用，無須留院注射給藥，且其療效相當亦無增加嚴重副作用。

07

大腸直腸癌的 標靶藥物治療

羅若玲 醫師

輔大醫院
腫瘤科主任

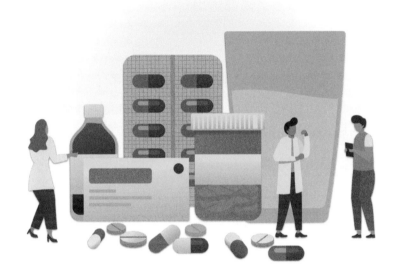

什麼是大腸直腸癌的標靶藥物？
目前較有效的標靶藥物有那些？各有其優缺點？

　　「標靶藥物」顧名思義即專一作用在腫瘤生長相關的「標靶」來抑制腫瘤。而這些標靶包括與腫瘤生長相關的接受體、基因或訊息傳遞路徑及腫瘤血管新生因子等。標靶藥物的藥理機轉是針

對某種已知並且確定的細胞標靶，或是介入訊息傳導路徑，當拮抗這些標靶，或是降低相關路徑活性後，就可以減緩甚至消除癌細胞及其惡性化的進程。換句話說，標靶藥物只鎖定攻擊癌細胞上特有的標的或機制，由於標靶藥物作用在特殊位置，因此相較於傳統化學治療藥物對正常細胞影響相對較小，也不會有一般常見的副作用如噁心、嘔吐、及血球抑制或掉髮等。

然而並非所有標靶藥物都適用在所有腫瘤病人，關鍵在於病人的癌細胞上有沒有特定的腫瘤基因。

目前已經有些癌症標靶藥物在用藥前，可以先做腫瘤細胞上的測試，因此可得知其藥之有效與否，如大腸癌病患如被驗出 RAS 基因為突變型，則可知道其對 Cetuximab（ Erbitux®, 爾比得舒 ）這類表皮生長因子抑制劑沒有效果，故我們便不會使用它。另外單用標靶治療，除了不是所有病人有效外，其有效的時間也不常，常常幾個月後還是會有抗藥性產生，並不能完全取代化療在癌症治療的重要性。

大腸癌的標靶藥物主要分成兩大類

1. 抗血管新生藥物

癌細胞會有血管新生的特性，其目的在於癌細胞向宿主吸收養份，並可透過新生的血管轉移至其他部位。目前已經知道癌細胞的血管新生牽涉到多種細胞激素的分泌，其中血管內皮細胞生

長因子（ vascular endothelial growth factor，簡稱 VEGF ）為最主要的
調控因子。研究發現 VEGF 在多種腫瘤（如腦瘤、肺癌、乳癌、
結直腸癌及泌尿道腫瘤等 ）均有過度表現的現象。若能有效抑
制癌細胞的血管新生，應可壓制癌細胞的生長，並減少轉移的現
象。如癌思停（ Avastin ）是利用基因工程的方式做成的對抗 VEGF
的單株抗體。它可以有效的降低病人血中 VEGF 的濃度，以抑制
多種癌細胞的生長，而且和化學治療合用有加乘效果。

（1）Bevacizumab （ Avastin®；癌思停）

　　目前 Avastin 在轉移性大腸直腸癌的治療角色分別在第
一線和第二線與化學治療合併使用都獲得證實，甚至第一
線惡化後持續與化療合併使用於第二線也獲得證實。在第
一線的使用上，未曾治療過之轉移性大腸直腸癌病患，接
受 oxaliplatin、irinotecan、5-Fu、leucovorin 及、avastin 治療後
可有效提高存活期。

　　在臨床上，部份接受癌思停（ Avastin ）混合化療的病
人可能會出現的常見副作用如流鼻血、高血壓、蛋白尿。
其他副作用還包括虛弱、腹瀉、腹痛和白血球減少症，只
有少數病人會出現嚴重副作用，例如：動脈或靜脈血管栓
塞、胃腸穿孔或出血等。

不過 Avastin 可能會對傷口癒合過程產生不利的影響，應於重大手術後至少28天或手術傷口完全癒合後再開始進行 Avastin 的治療，對於 Avastin 治療期間出現傷口癒合併發症的患者，應等到傷口完全癒合後再行使用，進行選擇性手術時，應先暫停 Avastin 的治療。另外在 Avastin 治療期間出現3級或4級出血的患者，應永久停用 Avastin。接受 Avastin 合併化學療法的患者其腦血管意外、短暫性腦缺血發作（TIA）及心肌梗塞（MI）等動脈血栓栓塞事件的發生率比單獨使用化學療法的患者高，若發生動脈血栓栓塞事件的患者應永久停用 Avastin。有動脈血栓栓塞病史或年齡超過65歲的患者，在 Avastin 治療期間發生動脈血栓栓塞的危險性會增加。曾發生過動脈血栓栓塞且年齡超過65歲的患者接受 Avastin 合併化學療法的危險性較高，以 Avastin 治療時，應小心謹慎。

（2）Aflibercept（Zaltrap®；柔癌捕）

Aflibercept 是血管內皮生成因子誘捕劑（VEGFtrap），同樣也可以抑制血管內皮生成因子生長路徑訊號，在一個第三期臨床試驗（VELOUR），第二線化療加上 aflibercept 有益於延長無病存活期及整體存活期。其副作用和 Avastin 很類似，目前健保沒有給付。

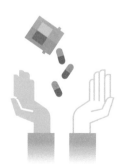

（3）Regorafenib（Stivarga®；癌瑞格）

多功能性酪胺酸激酶抑制劑 regorafenib 是個小分子的口服抗血管新生抑制劑，在第三期臨床試驗（CORRECT）中，在所有目前標準的藥物都失敗的狀況下，與安慰劑相比，可以延長整體存活期約 1.4 個月。它是目前在轉移性大腸直腸癌患者中後線標準治療。其副作用和其他口服抗血管新生劑類似，常出現高血壓、腹瀉及手足病變。尤其是其高血壓的副作用，較其他口服抗血管新生劑出現第三級以上副作用機會較高，有使用此藥物的病人須於使用前衛教，並請在初期天天自行監測血壓。

目前針對曾經注射標靶及化療藥物皆使用過後失敗者，可事前審查通過後使用，有健保給付。

2. 表皮生長因子抑制劑：

（1）Cetuximab（Erbitux®；爾必得舒）

Erbitux (Cetuximab®)，是一種人類和老鼠重組的箝合單株抗體。Erbitux 會和人類表皮生長因子接受器結合，達到抑制腫瘤的效果。目前已知，藉由對腫瘤上表皮生長因子下游的 RAS 基因找出出現突變與否，可找出臨床上會對藥物有反應的病人，如：RAS 基因若出現突變，則在化學治療上加上 Cetuximab 則不會增加任何反

應率及存活率，反而增加化學治療的副作用，故可知這群病人並不適合使用。臨床上，Cetuximab 在轉移性大腸癌通常和化學治療併用，在歐洲和美國的大型臨床試驗中，證實在 RAS gene 野生型（非突變型）患者中，能有效增加第一線化學治療的反應率、無病存活期、及總存活時間，並且在 RAS gene 野生型病患身上，大型臨床試驗資料顯示，Cetuximab 不但和 Avastin 一樣皆能增加合併化學治療的效果和存活時間，在左大腸（降結腸、乙狀結腸、和直腸）的病患，使用 Cetuximab 而非 Avastin 合併化學治療處方，能達到更好、更快的反應率，大大增加了第四期病患的可切除率及整體存活時間。另外，Cetuximab 亦用來治療第三線轉移性大腸直腸癌患者（曾經使用過兩線化學治療失敗，表皮生長因子接受器過度表現的病人），可單獨使用或者合併 irinotecan 皆證實增加反應率及延長存活時間。

當病患在接受 Erbitux 治療時，必須留意注射反應（infusion reactions）的發生。注射反應大多發生於第一次接受注射的病人，其症狀包括：支氣管收縮、蕁麻疹、哮喘及低血壓等。當患者發生嚴重的注射反應時，需要立即停藥，終止 Erbitux 治療。皮膚毒性也是常見的藥物毒性反應，除了注射部位可能的發炎反應或脫屑外，更常見的毒性反應包括類粉刺紅疹（acneform rash）、皮膚乾

燥、皮膚龜裂、發炎等。其他的毒性包括發燒、腹瀉、噁心嘔吐、倦怠、腹痛、便秘等都有可能發生。

（2）Panitumumab（Vectibix®；維必施）

Panitumumab 和 Cetuximab 一樣是一個表皮生長因子抑制劑，因此其健保給付條件、使用時機、副作用幾乎都很相似，兩者之間的一個差別是 Cetuximab 作為一個 IgG 抗體，可活化免疫細胞的細胞毒殺活性（ADCC, antibody-dependent cell-mediated cytotoxicity），而 Panitumumab 因為是 IgG2抗體，所以沒有這個特點，故也就較不會有過敏反應。

08

大腸直腸癌的
免疫治療

羅若玲 醫師

輔大醫院
腫瘤科主任

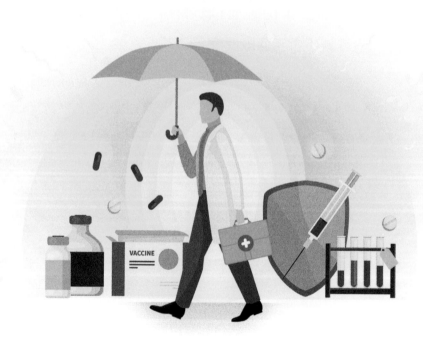

什麼是免疫療法？

在正常的狀況下，我們人體的免疫系統就向全國的警衛系統一樣，能辨認出敵人，所以任何一種新物質進入體內，都可以被我們的免疫系統辨識，啟動免疫反映攻擊不明的外來物。譬如，細菌含有的一些物質不能被正常人體接受，免疫系統就會辨認，並引發免疫反應，將外來物消滅。

理論上，我們的人體也會辨識這些在我們身體裡產生突變的癌細胞，藉由一再的辨識來摧毀這些細胞，避免其生長和發展，形成癌症。但是有些癌細胞卻會發展出能有效癱瘓及對抗人體免疫系統的方法躲掉免疫系統的辨識而形成癌症。這些機制，大致上來說分為幾種情況，其一，免疫系統無法識別「外敵」癌細胞，是因為癌細胞混跡於正常細胞中，不夠顯眼；其二，即便免疫系統能夠識別癌細胞，但其反擊不足以強到可以殺滅腫瘤。最後，癌細胞本身還可能釋放一些可以躲過免疫系統檢查的物質。

癌症的免疫治療簡單說來就是希望能重新調動人體部分免疫系統來抵抗疾病的一種治療方法。

癌症免疫療法通常有兩種類型：1.刺激或加強自身免疫系統的功效來對抗癌症。2.給免疫系統加入新成分，如人造免疫系統的蛋白質，如使用抗體和疫苗等。

科學家目前已經找到一些途徑，來幫助免疫系統識別癌細胞和分子，並強化免疫反應，達到摧毀腫瘤的目的。目前在轉移性固態腫瘤的治療中，大放光彩的為免疫檢查點抑制劑（immune checkpoint inhibitors），這類的藥物是利用免疫系統會有些「煞車」，叫做「免疫檢查點」，看到正常細胞，它就會踩煞車。而癌細胞利用了這一點，偽裝成正常細胞，在免疫系統的車輪下逃過一劫。免疫檢查點抑制劑，會拿掉免疫系統的「煞車」，讓免疫系統攻擊癌細胞。目前這類的藥物已在全球上市，並成功逆轉一部分轉移性的腫瘤病人，並達到長期存活的機會。

2013年科學（Science）雜誌正式將癌症免疫治療封為醫學界的重大突破，2014年 Nivolumab（Opidivo、保疾伏）成為全世界第一個核准上市的 PD-1 抑制劑免疫治療藥物，而目前美國 FDA 已經核准了 5 個 PD-1/PD-L1 免疫檢查點抑制劑。

這類的藥物大部分的副作用，也和傳統的標靶或化學治療不一樣。這類藥物的問題在它們能允許免疫系統攻擊部分正常器官，所以部分病人會引發與免疫相關的併發症，常見副作用大部分為輕微，不到 5% 會發生嚴重問題，但要特別注意的是因為和免疫反應有關，內分泌等賀爾蒙可能會受其影響，所以需要監測，這和一般腫

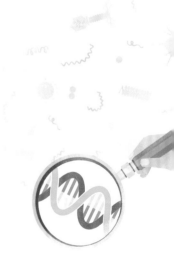

瘤治療的藥物不同。如有發生副作用，須適時停藥或加上類固醇。

免疫治療適合什麼樣的轉移性大腸直腸癌患者

近年來，免疫治療引發了當今癌症治療的重大突破。紛紛在許多轉移性癌症如黑色素癌、腎臟癌、肺癌、胃癌、肝癌、甚至頭頸癌等都拿到了適應症。但是之前在轉移性大腸直腸癌的成績卻不盡理想。終於在2017年，美國 FDA 已經核准免疫檢查點抑制劑 Pembrolizumab 和 Nivolumab 在 dMMR（錯配修復基因缺陷）或 MSI-H（高度微衛星不穩定性）的轉移性患者中使用，這是首個美國 FDA 針對腫瘤之生物標記、而不是發病部位所核准的藥物。PD-1 免疫檢查點抑制劑抑制劑 Pembrolizumab 和 Nivolumab 當然也適用於 MSI-HdMMR 轉移性的大腸直腸癌，讓大腸直腸癌也有機會恭逢大免疫時代。

之前我們提過有些生物標記如 MLH1、MSH2、PSMS2、MSH3/6 等這些負責 DNA 之錯配修復的酵素，若這些標記喪失，即為 MMR 酵素喪失（defective MMR），也稱之 MSI-H（高度微衛星不穩定性）。而當大腸直腸癌為此型時，則表示其 DNA 修護功能會有缺陷，也就是癌細胞本身的 DNA 複製和修復機制功能如果有缺失時，會導致新抗原的大量出現以及突變的積累。如此便會具有較高的腫瘤突變負荷（TMB），因而產生較多的新抗原，造

成癌細胞周遭的免疫細胞浸潤增加。但是由於癌細胞靠著對免疫檢查點上做了抵抗，使免疫細胞無法對其引發應有的免疫反應，所以腫瘤仍得以成長。

在 2016 年美國臨床腫瘤醫學會 ASCO 年會上公佈了 Keynote-016 研究報告，其結果發現在 dMMR 的晚期轉移性大腸直腸癌患者身上（即已使用過可使用之標靶及化療藥物之患者），其反應率居然高居 50%，且經過平均 5.9 個月的治療後，實驗組病人居然無人惡化及死亡，相對於對照組的反應率 0%，平均存活期只有 7.6 個月。2017 年五月，美國 FDA 首度核准免疫檢查點抑制劑 Pembrolizumab 用於確定有 dMMR（或 MSI-H）的晚期轉移性大腸直腸癌症患者。

2017 年 7 月，美國 FDA 根據 Checkmate 142 臨床試驗的結果，也核准了另一個免疫檢查點抑制劑 Nivolumab 也可以用於 5-Fu、oxaliplatin 和 irinotecan 治療後病情惡化，且確定有高度微衛星不穩定性（MSI-H）或錯配修復基因有缺陷（dMMR）者。

「腸」痛不如短痛, 預防大腸癌, 你我都能來!

第四章　發現大腸癌

part.
4
memo list

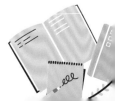

part.
4
memo list

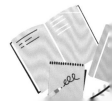

SAY NO TO 大腸癌:

一次破解腸癌迷思,讀懂預防與治療方法, 擁抱無癌快活人生!(新裝版)

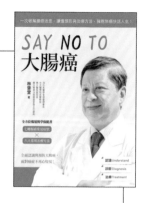

作　　者	林肇堂 醫師 等
發 行 人	林敬彬
主　　編	楊安瑜
編　　輯	林子揚、鄒宜庭
內頁編排	廖雪雅
封面設計	曹雲淇
行銷企劃	戴詠蕙、趙佑瑀
編輯協力	陳于雯、高家宏
出　　版	大都會文化事業有限公司
發　　行	大都會文化事業有限公司
	11051 台北市信義區基隆路一段 432 號 4 樓之 9
	讀者服務專線:(02)27235216
	讀者服務傳真:(02)27235220
	電子郵件信箱:metro@ms21.hinet.net
網　　址	www.metrobook.com.tw
郵政劃撥	14050529　大都會文化事業有限公司
出版日期	2020 年 03 月初版一刷 · 2023 年 06 月二版一刷
定　　價	350 元
I S B N	978-626-97438-0-3
書　　號	Health+193

First published in Taiwan in 2020 by Metropolitan Culture Enterprise Co., Ltd.
Copyright © 2020 by Metropolitan Culture Enterprise Co., Ltd.

4F-9, Double Hero Bldg., 432, Keelung Rd., Sec. 1,
Taipei 11051, Taiwan
Tel: +886-2-2723-5216　　Fax: +886-2-2723-5220
Web-site: www.metrobook.com.tw
E-mail: metro@ms21.hinet.net

國家圖書館出版品預行編目(CIP)資料

SAY NO TO 大腸癌:一次破解腸癌迷思,讀懂預
防與治療方法,擁抱無癌快活人生!/ 林肇堂 醫師
等 著 .-- 二版 .-- 臺北市:大都會文化,2023.06
192 面;17x23 公分
ISBN 978-626-97438-0-3(平裝)

1. 家庭醫學 2. 保健常識

415.569　　　　　　　　　　　　　　112007490

大都會文化　讀者服務卡

書名：SAY NO TO 大腸癌：一次破解腸癌迷思，讀懂預防與治療方法，擁抱無癌快活人生！

謝謝您選擇了這本書！期待您的支持與建議，讓我們能有更多聯繫與互動的機會。

A. 您在何時購得本書：_____年_____月_____日

B. 您在何處購得本書：_____書店，位於_____(市、縣)

C. 您從哪裡得知本書的消息：
　1. □書店　2. □報章雜誌　3. □電台活動　4. □網路資訊
　5. □書籤宣傳品等　6. □親友介紹　7. □書評　8. □其他

D. 您購買本書的動機：（可複選）
　1. □對主題或內容感興趣　2. □工作需要　3. □生活需要
　4. □自我進修　5. □內容為流行熱門話題　6. □其他

E. 您最喜歡本書的：（可複選）
　1. □內容題材　2. □字體大小　3. □翻譯文筆　4. □封面　5. □編排方式　6. □其他

F. 您認為本書的封面：1. □非常出色　2. □普通　3. □毫不起眼　4. □其他

G. 您認為本書的編排：1. □非常出色　2. □普通　3. □毫不起眼　4. □其他

H. 您通常以哪些方式購書：(可複選)
　1. □逛書店　2. □書展　3. □劃撥郵購　4. □團體訂購　5. □網路購書　6. □其他

I. 您希望我們出版哪類書籍：（可複選）
　1. □旅遊　2. □流行文化　3. □生活休閒　4. □美容保養　5. □散文小品
　6. □科學新知　7. □藝術音樂　8. □致富理財　9. □工商企管　10. □科幻推理
　11. □史哲類　12. □勵志傳記　13. □電影小説　14. □語言學習（_____語 ）
　15. □幽默諧趣　16. □其他

J. 您對本書 (系) 的建議：
_____

K. 您對本出版社的建議：
_____

讀者小檔案

姓名：_____　性別：□男 □女　生日：____年____月____日

年齡：□ 20 歲以下 □ 21 ～ 30 歲 □ 31 ～ 40 歲 □ 41 ～ 50 歲 □ 51 歲以上

職業：1. □學生 2. □軍公教 3. □大眾傳播 4. □服務業 5. □金融業 6. □製造業
　　　7. □資訊業 8. □自由業 9. □家管 10. □退休 11. □其他

學歷：□國小或以下 □國中 □高中／高職 □大學／大專 □研究所以上

通訊地址：_____

電話：（H）_____（O）_____　傳真：_____

行動電話：_____　E-Mail：_____

◎謝謝您購買本書，歡迎您上大都會文化網站（www.metrobook.com.tw）登錄會員，或至 Facebook（www.facebook.com/metrobook2）為我們按個讚，您將不定期收到最新的圖書訊息與電子報。

SAY NO TO
大腸癌

北 區 郵 政 管 理 局
登記證北台字第 9125 號
免 貼 郵 票

大都會文化事業有限公司

讀 者 服 務 部 　　　收

110 台 北 市 基 隆 路 一 段 432 號 4 樓 之 9

寄回這張服務卡〔免貼郵票〕
您可以：
◎不定期收到最新出版訊息
◎參加各項回饋優惠活動

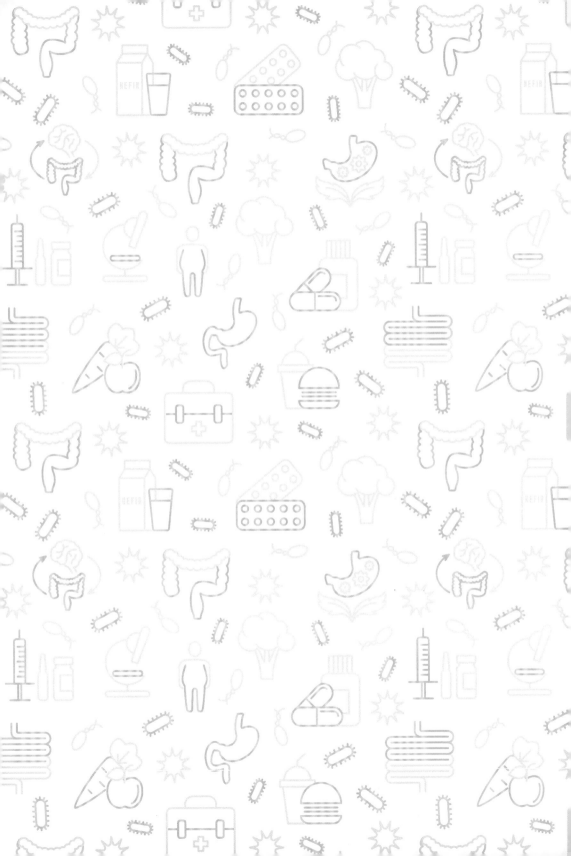

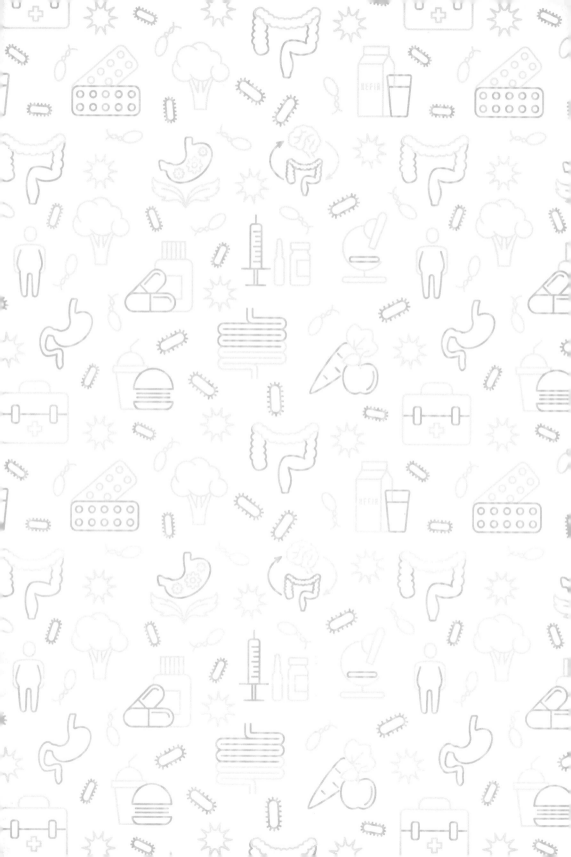